豆活が
これからの健康生活の決め手

# 「小豆の力」は
# なぜスゴイ？

農学博士 加藤 淳 著

# はじめに ――「豆活」のススメ

２０２３年10月13日「豆の日」に、「北海道豆類品質研究普及協会」という団体が設立されました。通称「豆活!! ＨＯＫＫＡＩＤＯ」と称し、豆の栄養価や可能性に注目し、日々の食生活に豆を積極的に取り入れることにより、ヘルシーなライフスタイルを目指すものです。私は本団体の代表理事として、豆の健康機能性やその栽培環境に関する情報を発信することに努めています。

ところで、10月13日がなぜ「豆の日」なのかご存じでしょうか。皆さんが知っている「十五夜」は、旧暦の８月15日に、その頃に収穫される里芋を食べて満月を愛でる習わしであり、現代でもお月見といえば「十五夜」とされています。今は廃れてしまいましたが、明治以前には旧暦の９月13日「十三夜」にも月を愛でる風習がありました。このころに収穫される豆をお供えしたことから、「十三夜」は「豆名月」とも呼ばれていました。

現在の「豆の日」は、この豆名月にちなんだものです。旧暦（太陰暦）の９月13日を新暦（太陽暦）に換算すると約1カ月後になりますが、年によってその日付が変わるために、旧暦の1カ月後となる10月13日を「豆の日」としたものです。

豆類は世界中で古くから栽培され、食べられてきました。インゲン豆の原産地である中南米では、なんと紀元前8000～7000年頃に豆が栽培されていたといわれます。日本でも縄文時代の遺跡から、多くの土器や石器とともに、小豆の痕跡が見つかっています。

豆類には良質のたんぱく質やエネルギー源となる炭水化物が豊富に含まれ、現代人に不足しがちな食物繊維やミネラルも大変多く含んでいます。生活習慣病の予防や老化の防止につながる抗酸化物質は、野菜や果物、穀類などに多く含まれており、赤ワインブームで注目を集めたポリフェノールもその一つです。小豆にはポリフェノールをはじめとする機能性成分や栄養成分も豊富で、近年の研究でその健康効果について明らかとなってきました。

日本人に古くからなじみが深く、優れた栄養性・機能性を有する小豆のことを少しでも多くの方に知っていただきたいと思い、今から20年前に『小豆でぐんぐん健康になる本』（BABジャパン　2003年）、さらに10年前には『小豆の力』（キクロス出版　２０１３年）という本を著しました。その後の研究の進展や食を取り巻く環境の変化を踏まえて、本書では新たな数値や情報を加えて書き改めました。

小豆には私たちの健康に影響を及ぼす数多くの機能性成分が含まれており、生活習慣病の予防や老化の防止に有益な作用をもたらしてくれます。最近では、これまでに知られていなかった小豆の力が明らかとなるに従い、その活用方法にも注目が集まっています。従来からの和食や和菓子といった食形態とは異なる、新しい調理方法や食形態も活用し、小豆の力を日々の食生活に取り入れて、「豆活」を実践していただきたいと思います。

第2章　小豆王国　ＨＯＫＫＡＩＤＯ……43

## 第3章 小豆の力で美しく健康に ……83

## 第4章　餡はダイエット食品

## 第5章 まだまだある「豆の力」 149



カバー・本文写真/加藤 淳

第1章

# 日本の食を支える小豆

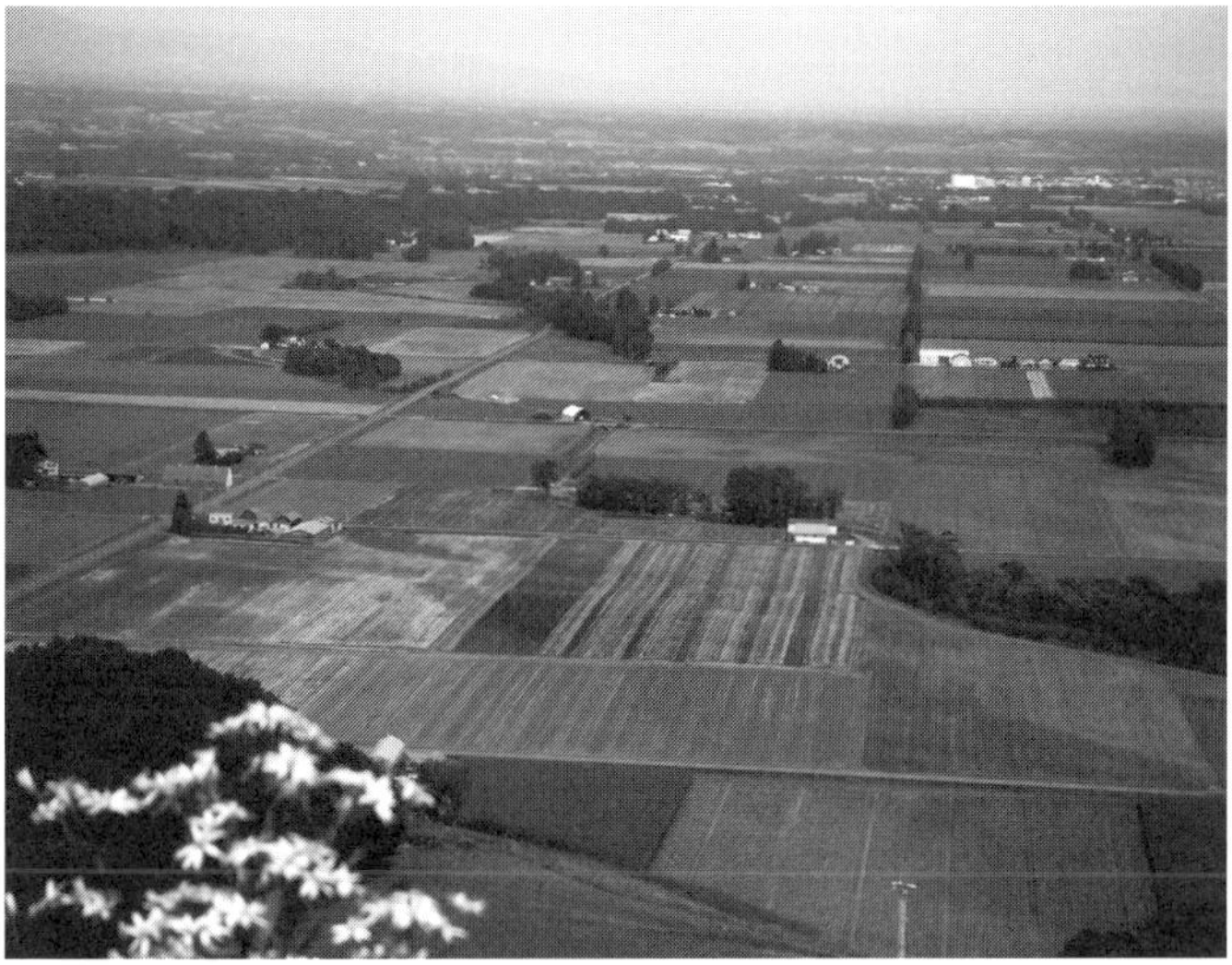

早春の十勝畑作地帯

## 1. カロリーオーバーの欧米型食生活

日本の朝の食卓というと、一昔前はご飯に味噌汁、焼き魚などのおかずに、お新香や酢の物が並んでいるというのが定番でした。しかし、現代では、そのような朝食を摂る人は少なくなっています。朝食を摂らない場合（令和元年の20代～50代の朝食欠食率：男性26・1パーセント、女性17・4パーセント）や、食べるとしてもパンやシリアル、昼は麺類やファストフード、夜にはご飯は食べてもおかずは肉類を中心としたこってりとした食事を摂る傾向が強く、三食とも和食だった一昔前に比べると、大きく様変わりしています。

このような食の欧米化は、戦後の1950年代から始まり、1960年代になって電気冷蔵庫や自動炊飯器などの家電製品が普及することによりさらに進み、1970年代に入ると一気に加速しました。その要因としては、ファストフード店の上陸、コンビニ（コンビニエンスストア）の登場、冷凍食品の普及などに加え、女性の就業率の増加といった社会的背景もあげられます。ファミレス（ファミリーレストラン）に代表される外食産業が盛んになり、外食の機会が増えたのも要因の一つです。さらに、数多くのスナック菓子や清涼飲料水の流行などによって、若者や子供たちの食生活にも大きな変化がみられるようになりました。

食生活の多様化に関しては、ある意味では歓迎されるべきことです。いろいろなタイプの食品を口にでき、さまざまな国の料理を味わうことができます。しかし、こと栄養面からみた場合には、心配な点が多いといわざるをえません。

厚生労働省による「国民健康・栄養調査」（昭和22年～平成５年までは「国民栄養の現状」、平成６年～14年までは「国民栄養調査」）の結果を見るとよく分かります。１日のエネルギーをタンパク質、脂質、炭水化物のどれから摂っているのかについて長年にわたり調査したものですが、それによれば、約半世紀前の昭和30年（１９５５年）には、炭水化物からの摂取が圧倒的に多く約80パーセントを占めていたのが、20年後の昭和50年（１９７５年）には63パーセントに、さらに25年後の平成12年（２０００年）には57パーセントと著しく減少し、現在もほぼ同様です（令和元年で56・４パーセント）。反対に、タンパク質は昭和30年には約13パーセント、昭和50年には15パーセント、平成12年には16パーセントと増えています（令和元年で15・２パーセント)。さらに顕著なのが脂質からの摂取で、同様の年度で7・5パーセント、22・3パーセント、26・3パーセントと激増し、その後は高い状態が継続しています(令和元年で28・4パーセント)。

これらの数字は、日本人がごはんをあまり食べなくなり、代わって肉類を中心にした脂肪の多い食事をするようになったことを表しています。戦後わずか半世紀の間に、日本人の食生活が欧米型のそれに大きく移行したことが分かるのではないでしょうか。

欧米型の食事を一言でいえば、高カロリー、高脂肪、高タンパクです。このような食事を日常的に長く続けていれば、体に何らかの影響があることは否めません。肥満、

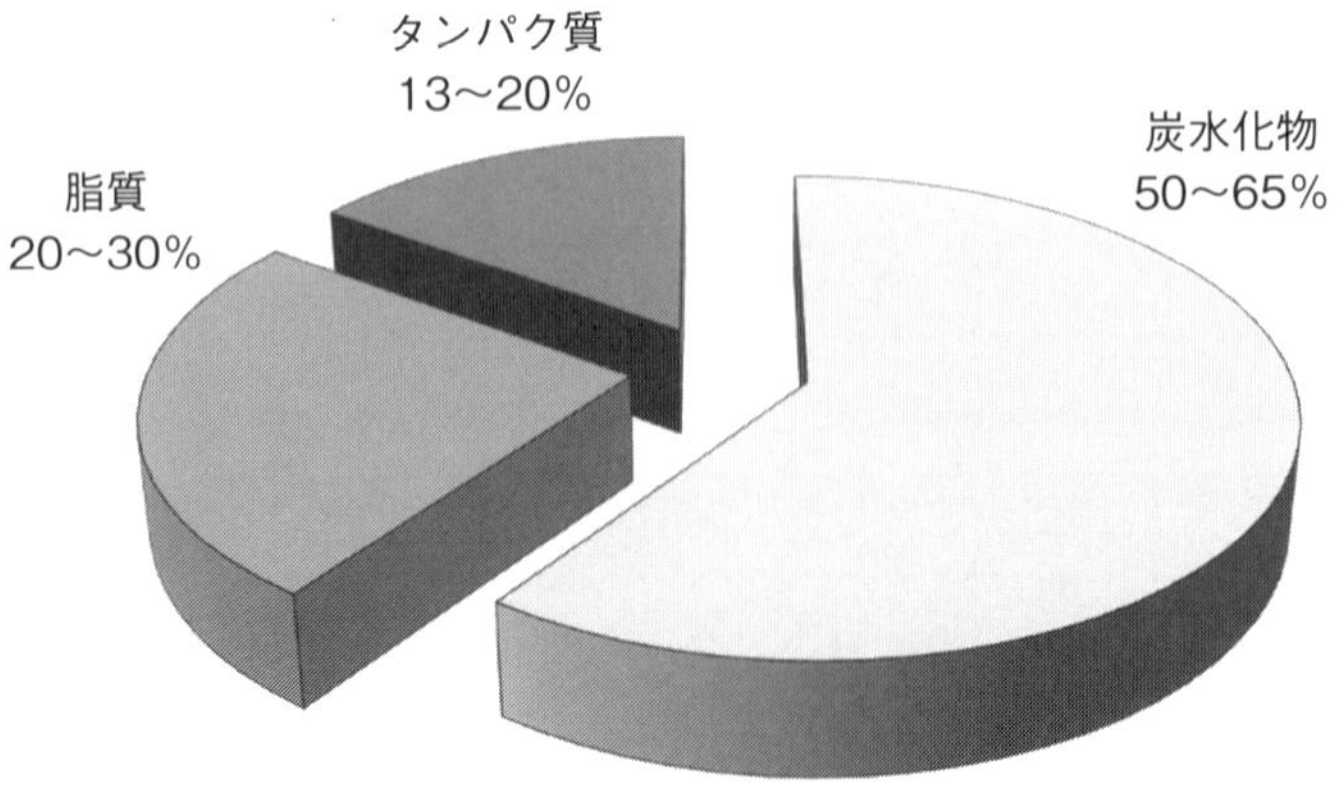


理想とされる三大栄養素の摂取バランス

糖尿病、心筋梗塞、動脈硬化などが大幅に増えているのも、日常の運動量が減っているにもかかわらず、カロリーオーバーの食生活を続けていることと関係があります。近年、問題になっている生活習慣病やメタボリックシンドロームはまさにその現れといえます。

## 2. 食生活からくる生活習慣病

生活習慣病とは、その名のとおり誤った生活習慣から起こる病気のことです。平成8年（1996年）の厚生労働省・公衆衛生審議会に提出されたもので、それまでの加齢に注目した呼称である「成人病」を改め、生活習慣に着目して付けられた病気の総称です。それだけ年齢を問わず、大人から子供に至るまで生活習慣からくる病気が増えていることを、この名称が端的に物語っています。

「生活習慣病」（Life-style related diseases）の定義は、「食習慣、運動習慣、休養、喫煙、飲酒等の生活習慣が、その発症・進行に関与する疾患群」と規定されており、具体的には、インスリン非依存性糖尿病（Ⅱ型糖尿病）、肥満、高脂血症（家族性を除く）、高尿酸血症、高血圧症、循環器疾患（先天性を除く）、アルコール性肝障害、慢性気管支炎、肺気腫、肺扁平上皮癌、大腸ガン（家族性を除く）、歯周病などが含まれます。

生活習慣病の定義の中に真っ先に書かれてあるのが「食習慣」です。もちろん運動不足や喫煙なども重要な問題ですが、生活習慣病は食習慣に基づくものが大変多くなっています。過食に運動不足が加わることによって起こる肥満、糖尿病、高血圧症、高脂血症などがその典型です。これらは進行するとさまざまな合併症を招き、さらなる病気に進展していきます。最近ではこれらの症状が複数（肥満を含む3つ以上）同時に発症している状態をメタボリックシンドローム（内臓脂肪症候群）と呼び、動脈硬化や心筋梗塞の危険性が非常に高まると警告されています。

また、数ある部位のガンの中でも特に大腸ガンだけが、生活習慣病として位置づけられています。それはこのガンが、生活習慣、とりわけ食習慣と密接に結びついていることに基づきます。昔の日本型食生活ではまれだった病気が、近年では増加しているのです。

生活習慣病とは異なりますが、近年、あごの発育が悪かったり歪んでいたりする子供が増えています。この要因としても、柔らかい食べ物や加工食品を食べがちな最近の食生活に由来するとみられています。

そこで、健康面における日本人の将来を危惧した政府は、昭和55年（１９８０年）の農政審議会において「日本型食生活の提言」というものを出しました。さらに、平成12年（２０００年）には「食生活指針」というものを発表し、わが国に伝統的な食生活をもう一度見直し、現代の食習慣の中へ積極的に取り入れることを提言しました（平成28年（２０１６年）一部改訂）。米、野菜、魚介類、海藻、豆類などをバランスよく使っているのが日本型の食事です。そのような伝統的な食習慣をいま一度見直し、現代の食生活の中へ積極的に取り入れることを提言しているのです。

## 3. 新しい日本型食生活

ではなぜ、日本型の食生活は、栄養面や健康面で優れているといえるのでしょうか。それはなんといっても栄養のバランスが良いからなのです。これは日本食の雑食性に基づくもので、一つの膳の中に、海の物、山の物などが少しずつまんべんなく入っていることによります。

その代表格が懐石料理といえます。先付け、吸い物、刺身、煮物、焼き物、揚げ物、酢の物、ごはん、留椀、香の物、水菓子と順を追って出され、この中には海の幸、山の幸がまんべんなく豊富に取り入れられています。またそれだけにとどまらず、山の幸にしても、葉の物もあれば茎の物、根の物もあるというように、必ずそのどれもが組み込まれています。これほどまで栄養バランスを考えた食事は世界的に見てもそう多くはありません。

懐石料理は特別な料理ですが、普段私たちがいただく和食も、よく見ると、海の物、山の物などが少しずつ取り入れられていることが分かります。豆腐の味噌汁に焼き魚、野菜の煮物に、焼き海苔など、よくある献立をとってみても、海の幸や山の幸が種類を変えていろいろと入っており、栄養のバランスが非常に良く保たれています。しかも、食物繊維が豊富に含まれており、低脂肪かつ低カロリーなのです。

それにもかかわらず、なぜ日本型の食事がだんだんと影をひそめ、欧米型の食生活に移り変わってきたのでしょうか。それは、忙しい現代社会においては、日本型の食事を作るためには、その調理に手間がかかるという先入観があるからではないでしょうか。たとえば、削り立てのかつお節で作るお味噌汁がおいしいことは分かっていても、削る時間などないために、多くの家ではかつお風味のうま味調味料で味付けしています。また、古くから日本人の食卓に鮮やかな彩りを添えてきた豆類にしても、前の晩から水に浸けておかなければならないことから、なんとなく手間に思えるものです。最近のファストフードに慣れた世代の人たちにとっては、特にその印象が強いようです。

しかし、本来、料理というのは少なからず手間のかかるものです。簡便に用意したものは、味わう際にも簡単に済ませてしまいます。手間をかけ愛情をかけて作られるからこそ、食べる側にもそれが伝わり、じっくりと味わおうとします。その結果、料理が人の心を豊かにし、会話を弾ませます。食事はただ口に入れるだけの栄養補給ではありません。食べる人の心を潤し、その人の生活を潤し、人と人とのつながりを潤すものなのです。

栄養面もさることながら、忙しい現代社会だからこそ、新たな視点で日本型食生活を見直し、それを形づくってきた伝統的な食材の素晴らしさを再発見することが必要です。現代の食生活に合った新たな日本型食生活を確立し、日本の食文化を次の世代に引き継いで行くことが、今、私たちに課せられている課題なのではないでしょうか。

## 4. 大切なのは食事のバランス

最近の日本人の食生活を見ると、肉類をはじめとした脂肪の多い動物性食品を多く摂るようになっただけでなく、ご飯をあまり食べなくなっています。お米の消費量は、ピーク時の昭和37年（1962年）には1人当たり年間118・3キログラムであったのが、平成21年（2009年）にはその半分ほどの58・5キログラムとなり、令和4年（2022年）では50・9キログラムにまで減少しています。わずか50～60年ほどで、日本人の食生活が大きく変わってしまったのです。

このような状況を危惧した政府は、食事の望ましい組み合わせやおおよその量をわかりやすくイラストで示した「食事バランスガイド」を平成17年（2005年）に発表しました。ここでは、単に食品の組み合わせでなく、主食、主菜、副菜、果物、牛乳・乳製品といった5つの料理区分を基本にして、「健康を維持するためには、何をどれだけ食べたらよいか」が一目で分かりやすいように並んでいます。

# 食事バランスガイド

あなたの食事は大丈夫？

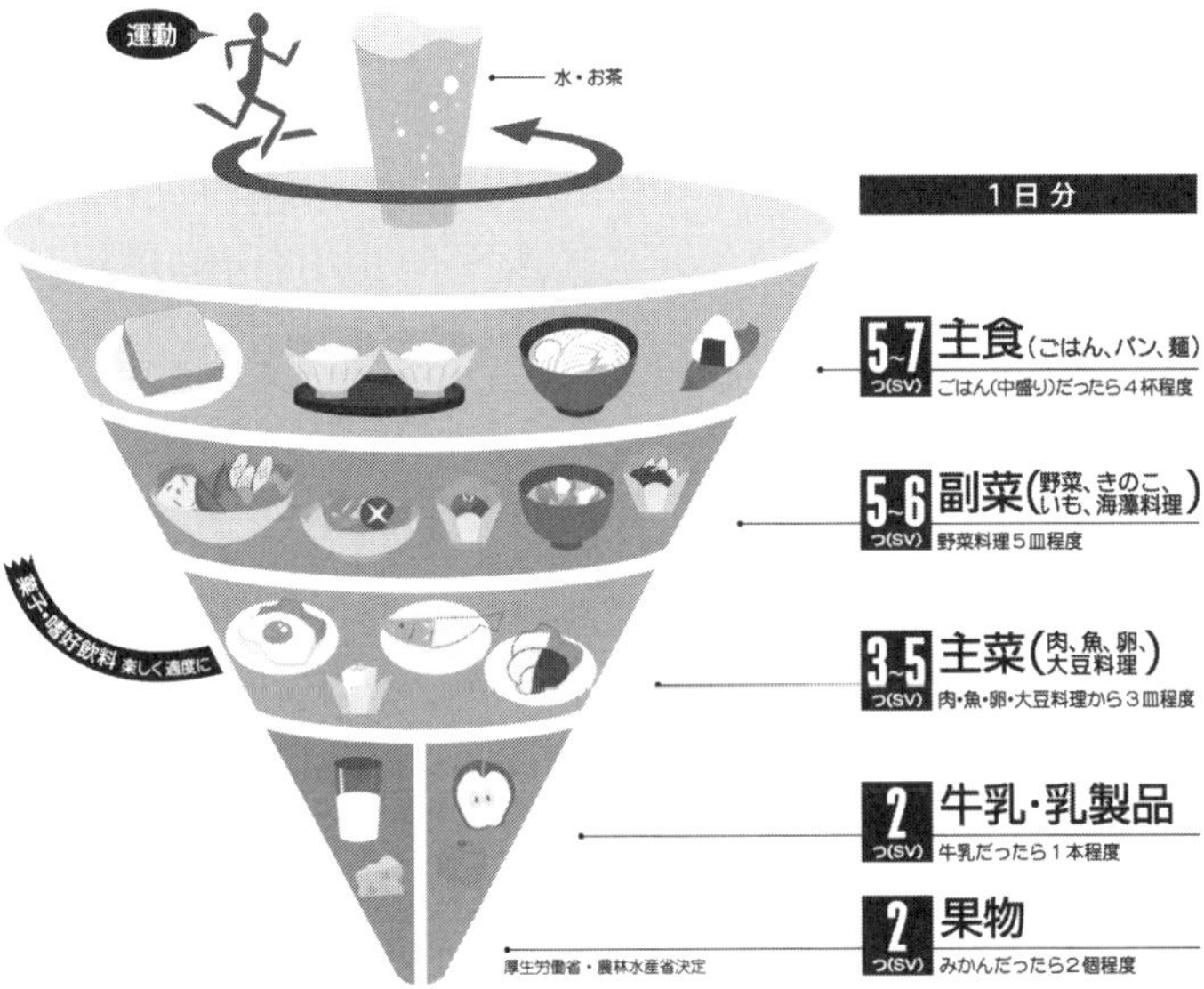

「食事バランスガイド」のイラストはコマの形で表され、上から主食、副菜、主菜が並び、下には牛乳・乳製品と果物が横に並んでいます。摂取量が多く望まれる順になっています。食事には欠かせないお茶や水についてはコマの軸として、1日の食事全体の中で楽しみながら適度に摂る菓子や嗜好飲料はコマを回すヒモとして、そしてコマの回転を運動として表現してあります。

また、料理区分ごとに1日に摂るおおよその量（成人の想定エネルギー量として約2200キロカロリー）が分かりやすく示されています。その目安となる数値としては、「SV」または「1つ、2つ」という単位が使われています。SVとは「サービング」の略で、1回当たりの標準的な食事の提供量を表しています。

例えば、ごはんやパン、麺などの「主食」であれば、1日分の目安量は5～7SVで、中盛りのごはんであれば4杯程度に相当します。野菜、きのこ、芋、海藻料理などの「副菜」の目安量は5～6SV、肉、魚、卵、大豆料理などの「主菜」の目安量は3～5SV、「牛乳・乳製品」の目安量は2SV、「果物」の目安量も2SVとなっています。

世界の他の国にも「フードガイド」と呼ばれるものがあり、米国のピラミッド型のものがよく知られています。この米国のフード・ガイド・ピラミッドは、5年ごとに見直される「米国人のための食事指針」を実践するために作られ、多く摂りたい食品をピラミッドの下側に、控えめにしたい食品を上側に配置しています。

米国のピラミッド型とは対照的に、日本の「食事バランスガイド」は逆三角形のコマの形をしています。コマは回転させることによって初めてバランスが保たれます。「回転（運動）しないと安定しない」、「食事のバランスが悪くなると倒れてしまう」というメッセージが込められているのです。

脂質やエネルギーの摂りすぎ、朝食の欠食、野菜不足、さらには生活習慣病の解消へ向けて、男性単身者や子育て世代を含めた幅広い国民に対して、食事の際の指針となり、毎日の食事の量やバランスをチェックできる道しるべとして活用されることが望まれています。

## 5. 世界的に見直されるスローフード

食生活が大きく変化し、ファストフードに代表される欧米型のそれに近づいている状況は他の国々でも同じで、自国の食文化に大きな問題と憂いを投げかけています。そこでファストフードをはじめとする簡便な食のあり方を見直そうとする動きが、今や世界的規模で広がっています。それはスローフードという考え方をもとにしたものです。

この動きは北イタリアのブラという小さな町から始まりました。イタリアはフランスと並んでヨーロッパでは食通の国として知られます。ところがそのイタリアにも1986年に最初のファストフード店ができ、全国進出が図られたのです。そこで、イタリアの食文化の危機を感じたジャーナリストのカルロ・ペトリーニは、食生活の改善を訴え始めました。それがもととなって、1989年にスローフード協会という民間の非営利団体（NPO）が設立され、「スローフード宣言」が出されました。そこでは次の3点が主張されています。

①消えていくおそれのある伝統的な料理や食文化を守る。

②良質な食材を作る生産者を守る。

③子供をはじめ消費者全体に味覚教育を進める。

この動きは現在、世界160カ国以上に10万人規模の会員を擁するまでになっており、わが国でも2016年に「日本スローフード協会」が設立されています。「スローフード」とは、単においしいものをゆっくり食べようという、ファストフードに対抗するだけの考え方にとどまりません。消えつつある伝統的な食材やつくり方、またそれに関わる生産者を守ることで、食文化とは何か、食べるとはどういうことなのかを、改めて問い直す意味がこめられているのです。

このことは、まさにわが国の食文化のあり方を見直すことに通じます。昭和45年（1970年）に、日本にもファストフード店が上陸して以来、ハンバーガーをはじめとするファストフードはすっかり定着した観があります。また、家庭においても、冷凍食品やレトルト食品、電子レンジなどの普及などによって、いわゆるファスト（簡便）な料理が食卓に並ぶ頻度が高くなっています。

もっとも、ファストであるのは一面では良いことです。早くておいしいものを口にできるのは便利ですし、時間に追われた生活をしている現代では手早くすむため助かります。スローフード運動もファストフードそのものを攻撃しているわけではありません。問題なのは、そのような食生活が日常的になり、それが国全体に蔓延することによって、昔から伝わる自国の食文化が侵され、衰退することなのです。

そのため私たちには、改めて自国の食文化を見直すことが求められています。いにしえの昔から綿々と受け継がれ、21世紀の今日においてもなお食卓に上る食べ物には、時代を経ても好まれ、支持されるだけの理由があるのです。これは和食に限ったことではありません。和菓子やお茶などの飲料においても同様です。和食や和菓子が今日まで受け継がれてきたのは、おいしいことに加え健康面でも優れているということにあります。

では、これらの素となるものは何かといえば、それは食材です。古来よりわが国に伝わる食材はいろいろありますが、本書では特に小豆を取り上げています。いにしえより日本人の食生活を潤してきた小豆を知ることは、伝統ある日本の食文化を知り、それを見直すことにつながります。小豆を通して、スローフードの持つ真の意味に立ち返ることができればと思います。

## 6. 小豆の来た道

小豆はわが国で古くから食されてきた豆です。その原産地は東アジア、一般的には中国雲南省、インドシナ、ミャンマー、ブータンに至るヒマラヤ南麓の照葉樹林地帯とされてきました。祖先の野生種はヤブツルアズキではないかとみられています。この一帯に自生する野生種のヤブツルアズキが交雑し、進化して誕生したものと考えられています。

それにしても、小豆がわが国で利用され始めたのは大変古く、縄文時代の遺跡からも遺物として発見されています。最も古い出土例は、滋賀県の粟津湖底遺跡（約6000年前）からのもので、他にも福井県の鳥浜貝塚、青森県の三内丸山遺跡などからも見つかっています。これらの年代は、中国西南部や韓国における出土年代よりも古く、日本が原産地であるとの最近の説の根拠にもなっています。

小豆の名称が文献に初めて登場するのは、奈良時代（8世紀）に作られた日本最古の歴史書である『古事記』や同時代の『日本書紀』においてです。穀物起源神話の中に出てくるオオケツヒメの鼻から、アズキが生まれたという話を聞いたことのある方もいらっしゃると思います。少なくとも3世紀頃までには、小豆はわが国で栽培されていたものと推察されます。

このように小豆は、古くから神話がかった存在でした。それは日本のみならず、中国における風習に基づくものなのです。当時の中国では、小豆はおまじないの道具として欠かせないものでした。その理由は小豆の色にあります。中国や朝鮮半島では、小豆の赤色は太陽の色、火の色であり、よって生命力を鼓舞し悪霊を退治すると考えられました。魔除けなどの呪術的な力があると信じられたのです。月の初めの一日や、季節の変わり目、新たな旅立ちなどの際に小豆を食したのはそのためです。また、疫病退散のためにも用いられていました。厄払いの意味から、小豆を使った料理が祝い事の席などで供されるようになったのです。

小豆に関するこのような風習は、中国の江南地域に始まり、朝鮮半島を経てわが国に伝えられたとされます。そして宮中での儀礼や年中行事に取り入れられるまでになり、当時の宮中での儀礼を記した書物には、小正月にあたる1月15日に宮中で小豆粥を食べる行事のあったことが記されてあります。

ところで、小豆という名称についてですが、これにはいくつかの説があります。その一つが、『養生訓《ようじょうくん》』で知られる江戸の学者、貝原益軒によるものです。「あ」は赤色、「つき」または「ずき」は溶けるという意味で、赤くて早く柔らかくなることから「あずき」になったと、『大和本草《やまとほんぞう》』という書物の中に記されています。他に、「崖崩れ」「崩れやすいところ」という意味の「あづ」「あず」から、煮崩れしやすい豆ということで付けられたとする説や、「赤粒木《あかつぶき》」が転じて「あずき」になったとの説などもあります。

小豆の中でも特に大粒のものを大納言と呼びますが、これは昔の大納言がかぶっていた烏帽子《えぼし》に由来するという説が一般的です。豆の形が烏帽子に似ていたことから、その名が付けられたといいます。

また、瀬戸内海にある小豆島《しょうどしま》は、ここが小豆の産地であったことからこの名が付いたとされます。『古事記』や『日本書紀』には「阿豆枳辞摩《あづきしま》」の名で出てきます。ただし実際には、昔からこの島では小豆ではなくささげを作っていたようです。他にも、京都の小豆屋町《あずきやちょう》、宮崎県の小豆野原《あずきのばる》など、古くから小豆とつながりのあったところが、その地名となって今も残っています。

## 7. 民間療法に使われた小豆

小豆は料理や菓子類、厄除けに使われる他に、昔は薬としても利用されていました。

現代のような医療が普及していなかった時代には、小豆は薬草などとともに民間療法では欠くことのできない貴重なものだったのです。

たとえば、脚気に対してです。今でこそこの病気にかかる人はまれですが、江戸時代には「江戸病」と呼ばれるくらい流行った病気で、これが原因で命を落とす人までいました。脚気はビタミン$B_1$の欠乏によって起こります。白米にはこの栄養素が少ないため、以前に比べて生活が裕福となり、白米を食べることができるようになった江戸で多発しました。

体がだるかったり、疲れやすかったり、足のしびれやむくみなどを感じ、進行すると手足が麻痺し、起立や歩行などが不可能になります。最悪の場合、死へとつながります。そこで小豆を食べることにより、この病気から回復し、また予防しようとしていました。この時代の人は栄養素について知るすべもなかったことから、人々の言い伝えとして受け継がれてきたものです。現代の栄養学からみても、大変理にかなっており、先人たちの知恵には驚かせられます。

また昔は、産後の肥立ちが悪い女性には小豆粥を食べさせていたといいます。小豆は血のかたまりを溶かすとされていました。今でいう血液をサラサラにする効果が知られていたのです。お産の時にできた血栓が体内をめぐって、心臓や脳で詰まらないようにしたのです。また、小豆粥や小豆の煮汁は、二日酔いにもよく効くとされました。小豆粥や小豆の煮汁による二日酔い対処法は、現代人にも通じるものでしょうから、つらいときには試してみるのも良いかもしれません。

民間療法では、小豆の煮汁はいろいろな場面に登場します。たとえば、吐剤としても利用されました。冷蔵庫や冷凍庫のなかった時代では、鮮魚などは特に早く傷みます。それによって起こる食中毒などは、現代と比べものにならないくらい多かったと思われます。昔の人々はその時のために、小豆の煮汁を用意していたものと考えられます。

赤飯もこのようなことと無関係ではなく、食あたりを避けるために添えられたとみることもできます。赤飯は昔から祝い事の席に供されました。この時出されるご馳走の中には、魚や貝類、鳥や猪の肉などが入っていたと思われます。暑い季節などこれらが傷みそうな時には、食中毒を防ぐという意味からも小豆の入った赤飯が添えられるようになったと考えられます。

また、小豆は便秘にもよく効くことが昔から知られていました。当時は言い伝えによるものでしたが、小豆に豊富に含まれる食物繊維が便秘の解消に役立ったのです。さらに、小豆には利尿作用があることも知られていました。小豆を水で煎じ、この煎じ液を飲むと利尿効果がみられ、むくみがやわらぎ、また便通もよくなるとされました。

このように、小豆は昔から民間療法として、いろいろな場面で活用されてきました。しかし、日本よりも古くから薬として使用していたのが中国です。『神農本草経《しんのうほんぞうきょう》』の中に大豆黄巻《だいずおうけん》とともに紅小豆の名を見ることができます。この書物は、野山を駆けめぐって300種以上にものぼる医薬を発見したとされる伝説上の人物、神農皇帝の名を借りて書かれた薬物書の古典です。これは紀元5世紀前後の書物であることから、この頃にはすでに中国では、小豆が医薬として用いられていたと考えられます。

なお、医薬品としての用途ではありませんが、江戸時代には食器を洗う洗剤として小豆の煮汁が使われました。この利用方法は奈良時代から知られており、粉にして煮ると泡が立つことから、小豆の煮汁は「澡豆《そうすい》」と呼ばれ、江戸時代になると「シャボン」と称されるようになりました。ちなみに、豆に含まれている泡立ち成分をサポニンといいますが、これはこのシャボン（ポルトガル語のサボン、スペイン語のシャボン）に由来しています。

## 8. 健康を支えてきた小豆料理

小豆は昔から日本人になじみの深い食材です。祝の席では必ずといっていいほど出されるのが小豆の赤飯です。おめでたい席の料理に小豆が使われるのは、これまで述べてきたように、小豆の赤色に魔除けなどの呪力があると信じられていたためです。

しかし、それだけではありません。実際に小豆には、いろいろな健康効果があることを昔の人は知っており、医学の発達していなかった時代には、小豆を食べることで病気の回復を図ったり、病気を予防したりしたのです。たとえば、今でも小正月に食べる習慣のある小豆粥がそうです。また小豆を米ぬかや昆布、あるいは魚のめばると一緒に煮て食べる料理などもそうです。

小豆を使った料理としては、小豆のいとこ煮も好んで食べられました。栄養豊富な小豆を同じく栄養価の高いイモやかぼちゃ、大根やゴボウなどと一緒に煮て食べることで、人々は体力の増強を図ったのです。暑い夏に入る前や、厳しい冬を迎える前に、食卓に上ったのはそのためです。

また、小豆、鶏肉、大根、ゴボウ、人参、里芋、焼豆腐などを味噌仕立てで煮込むおこと汁は、12月8日の「事八日」に食べる習慣がありました。この日は事始め、または事納めとも呼ばれ、「事始めに食する」という意味から、おこと汁と呼ばれるようになったといわれます。これもまた寒い冬に体を芯から温めてくれる役目を果たしました。

赤飯については本来、赤い色素成分を持つ赤米や黒米を炊いたごはんでした。これらは米と名が付くのを見ても分かるとおり米の一種です。韓国や中国の南部で主に栽培されていましたが、今ではほとんど作られていません。わが国でも、昔は神前に供える米として専用の畑で栽培されていました。しかし、それもしだいに減少し、これに代わるものとして小豆が使われるようになったのです。赤飯を作るのに、小豆が赤米にとって代わったのは江戸時代と伝えられます。以来、赤飯といえば小豆というほど、赤飯には小豆が欠かせない存在になりました。

ところで、赤飯に似たものに小豆飯というのがあります。小豆飯のことを赤飯と思われる方もいるようですが、実は別物です。違いは炊き上げ方にあります。赤飯は小豆をある程度ゆでて、その煮汁にもち米をしばらく浸しておき、ザルにあげてから小豆と一緒にじっくりと蒸していきます。ところが、小豆飯は最初から小豆と一緒に炊き上げるのです。

赤飯や小豆粥に代表される小豆を使ったこれらの料理は、古くから日本に伝わるものです。昔からある郷土料理の一つとして、味噌汁の具に使われる場合もあります。日本人が世界的に見ても極めて長寿で、健康であることの理由には、その食生活が大きく影響しています。昔から小豆は、季節の節目やお祝い事の際に食されてきました。長期間保存がきく小豆は、冬場などにおいて生鮮食料が入手できない時期にも、不足する栄養素を補い、当時の人々の健康を支えてきた大きな要因の一つだったのではないかと思われます。

## 9. 煮汁を出さない煮小豆製法

最近のレシピ本などでは、小豆は現代風にアレンジされ、いろいろな料理への利用法が紹介されています。サラダの素材として、オムレツの中身として、またカレーやシチューに入れても豆の食感が楽しめます。しかし、これらの利用法はごく限られたものであり、料理本に記載されている小豆の煮方では、柔らかくなりすぎて煮崩れしてしまいます。

毎日の忙しい時間の中では、豆を煮るのはとても手間のかかることのように思われがちです。でも、小豆は他の豆と違って、意外と簡単に煮ることができるのです。大豆やインゲン豆とは異なり、一晩、水で戻す必要もなく、直炊きで大丈夫なのです。小豆は沸騰したお湯の中では、臍《へそ》の端にある吸水口から急速に水を取込み、数十分で吸水が完了します。このため、他の豆類では、前の晩から水に浸けておく必要がありますが、小豆はすぐに調理することができるのです。

しかし、これまでの小豆調理レシピでは、小豆の3倍〜5倍量の水を使用して煮熟し、渋切りも行うために、ポリフェノールなどの水溶性成分の大半は渋切水や煮汁中に溶け出して捨てられてしまいます。さらに用途としては、餡などを前提とした煮方のため、柔らかくなりすぎてしまいます。

ここでは洋風料理など、甘くしない味付けを前提に、手軽にできる「煮小豆」の作り方を、ご紹介しましょう。一切味付けをしていないため、小豆本来の風味を味わえ

## 「煮小豆」の簡単調理法

**○材料**

・小豆　300グラム
（色がきれいで、割れや皮むけがなく、粒のそろっているもの）
・水　600cc

**○作り方**

①小豆をフライパンで乾煎りします（2～3分：少々色が濃くなる程度）。
②小豆を鍋に移し、水500ccを加え、強火にかけます。
③沸騰したら火を弱め、差し水を約100cc加えます。
④再度沸騰したら弱火にし、蓋をして水気がなくなるまで煮ます（約30分）。
⑤指で強くつまんで、つぶれる程度の硬さになっていれば完成。
（全体に吸水しており、中心部に芯のない状態）

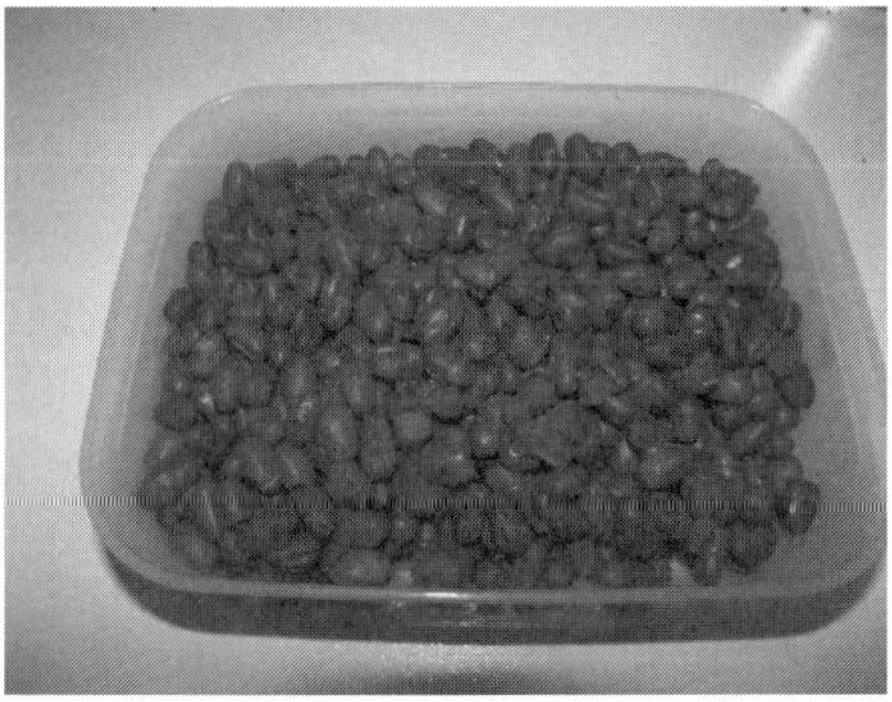

栄養成分が丸ごと詰まった煮小豆

ます。とても短時間で調理ができ、誰にでもすぐに作れます。

調理の際のポイントは、渋切りをせずに、煮汁を全て小豆に吸わせる点にあります。これにより、煮汁に溶け出すポリフェノールなどの栄養成分を、無駄にすることなく全て摂取することが可能になります。また、最初に乾煎りすることで、渋味を抑えるとともに、調理時間を短縮することができます。

小豆300グラムからは、約660グラムの煮小豆ができあがります。すぐに食べられない場合には、一度に使う分量を袋などに小分けして、冷蔵または冷凍で保存しておくと良いでしょう。

○冷蔵保存：3〜4日以内に食べ切る量は、冷蔵庫で保存します。

○冷凍保存：5日以上後に使う分は、フリーザーバッグや冷凍保存用容器に入れて冷凍庫で保存します（1カ月以内を目途に使い切りましょう）。

## 10. 甘くない小豆料理のススメ

現代の日本においても、小豆は和食や和菓子の原材料として活躍していますが、お赤飯など一部を除いて、甘い味付けで食される場合が多いかと思います。和菓子には小豆の餡が欠かせません。

小豆を焚き上げた時の甘い香りは、砂糖との相性が抜群です。砂糖を入れなくても、小豆は甘いと思っている方もいるくらいです。あの小豆から醸し出される甘い香りは、マルトールという成分に由来しています。砂糖を加えなくても甘い香りはするのですが、実際に食べた時の小豆は甘くありません。

小豆に含まれる栄養成分や機能性成分を考えると、甘くして食べる和菓子や餡以外にも、食べ方のバリエーションを広げることが、より小豆を食する機会を増やすことにつながるのではないかと思います。「煮小豆製法」で調理した小豆は、トマト味やコンソメ味、クリームソース味などとの相性も大変良く、洋風の食べ方にも向きます。

これまでに自分自身で調理した中で、お勧めしたい食べ方をいくつか紹介したいと思います。最も相性が良いと感じる味は、なんとトマト味です。その中でも一番にあげたいのが煮小豆ミネストローネです。材料は同じでスープではなくソースとして使うのが、煮小豆パスタソースです。どちらも、トマトや他の野菜に含まれるミネラルとビタミン類、煮小豆に含まれるポリフェノールと食物繊維の効果で、夏バテや風邪のひき始めで食欲のない方や、血圧や中性脂肪が気になりだした方には特にお勧めしたい食べ方です。

最も簡単な食べ方は、炊飯器でご飯を炊く際に、冷凍保存している煮小豆をひとつまみ加えることです。通常と同じ量の水をお米に加え、その上に適量の煮小豆を載せ

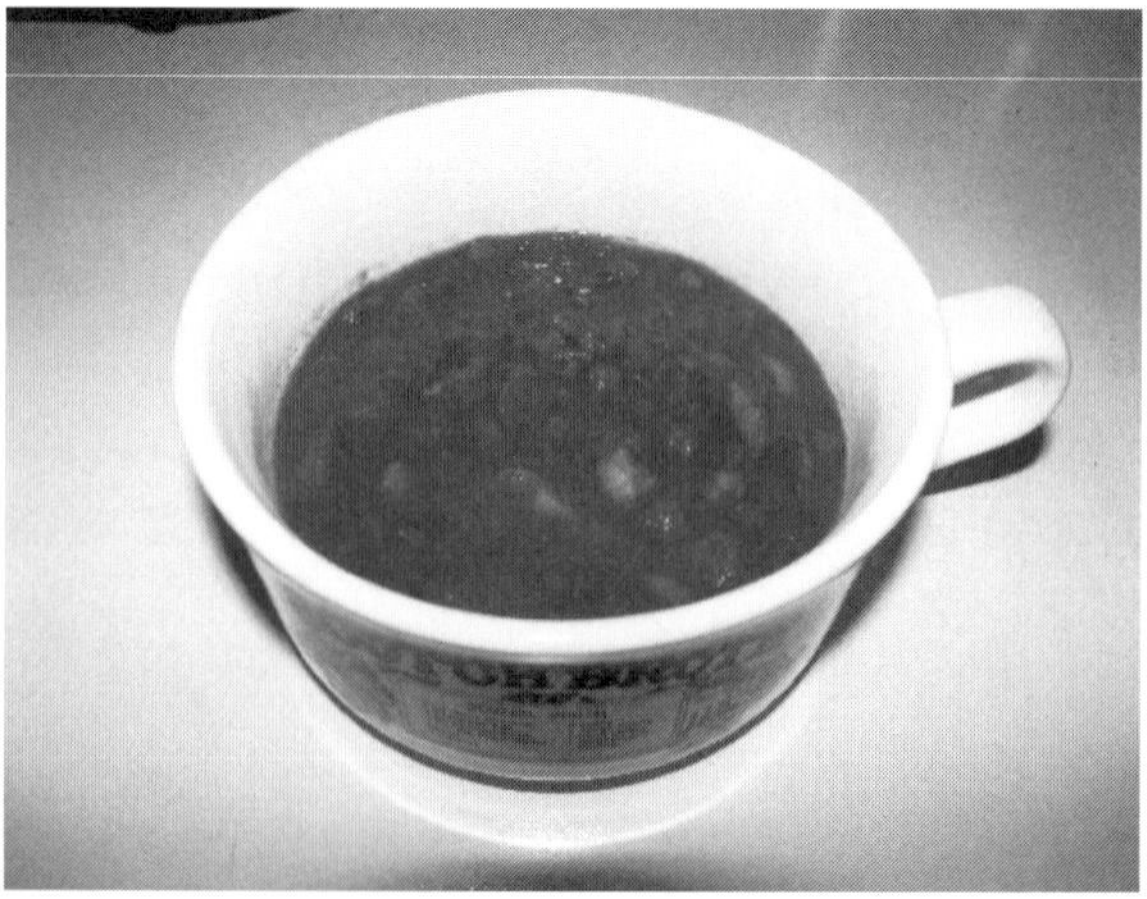

煮小豆ミネストローネ

て炊飯器のスイッチを押すだけです。煮小豆に含まれている色素成分が、炊飯中の米粒に広がり、炊き上がりはほんのりとお赤飯のような赤い色の付いたご飯になります。ポリフェノールやビタミンＢ群、カリウムなどのミネラルが含まれた煮小豆ご飯ので き上がりです。

ここで紹介した料理の他にも、いろいろな洋風料理に合います。クリームソース味のグラタンやリゾットなどに煮小豆を使うと、インゲン豆やヒヨコ豆とは異なる食感と新たな味覚を発見できるかも知れません。

従来からある小豆を使う料理についても、煮小豆は調理済み小豆として手軽に使えますが、水煮の小豆とは異なり、ポリフェノ

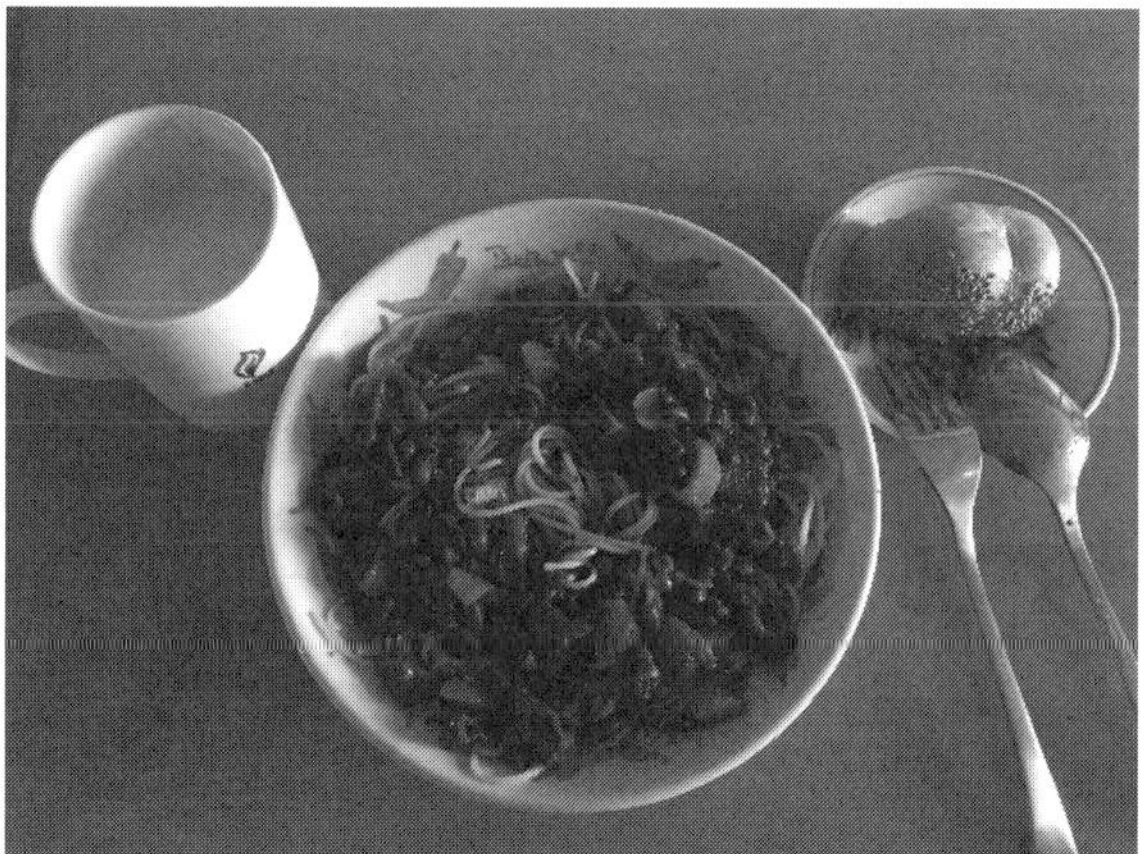

煮小豆パスタ

ールをはじめとする水溶性の栄養成分が、ぎっしりと詰まっているのが特徴といえます。

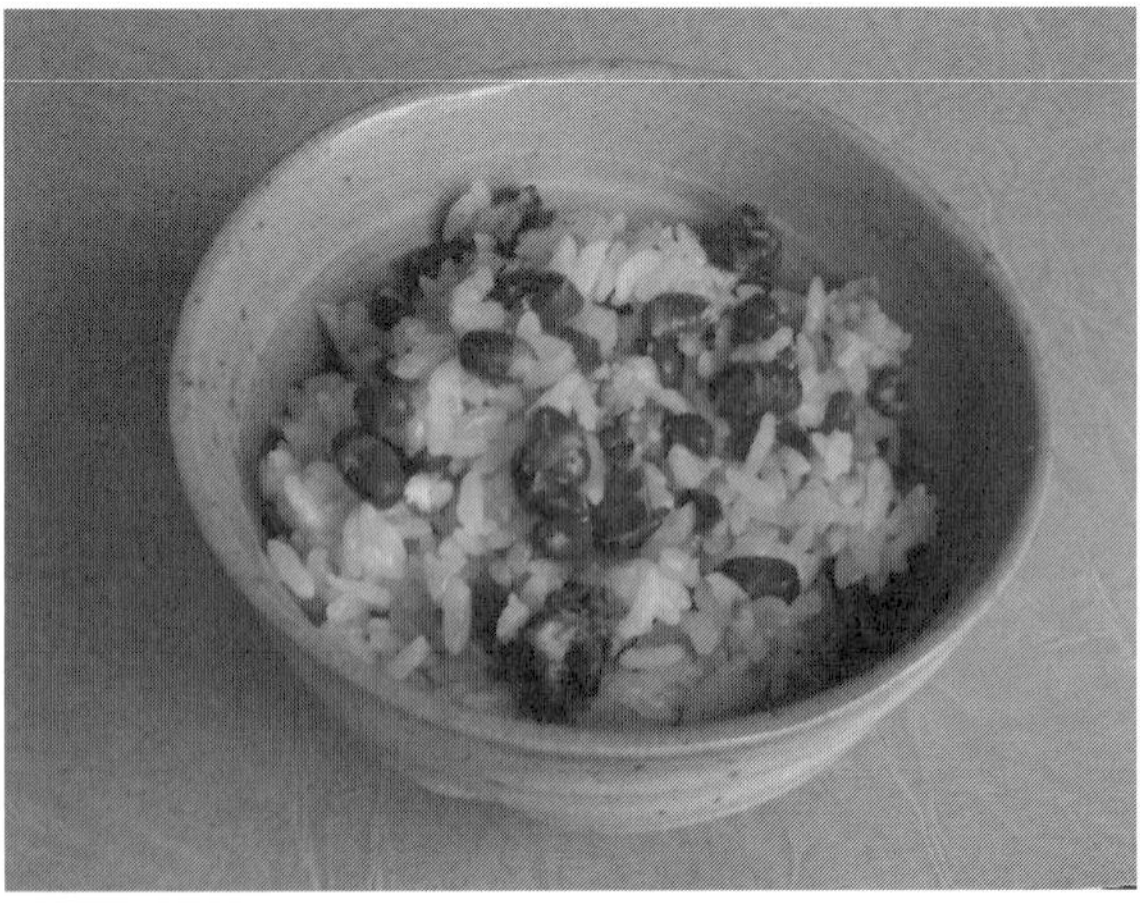

煮小豆ご飯

第2章

# 小豆王国 HOKKAIDO

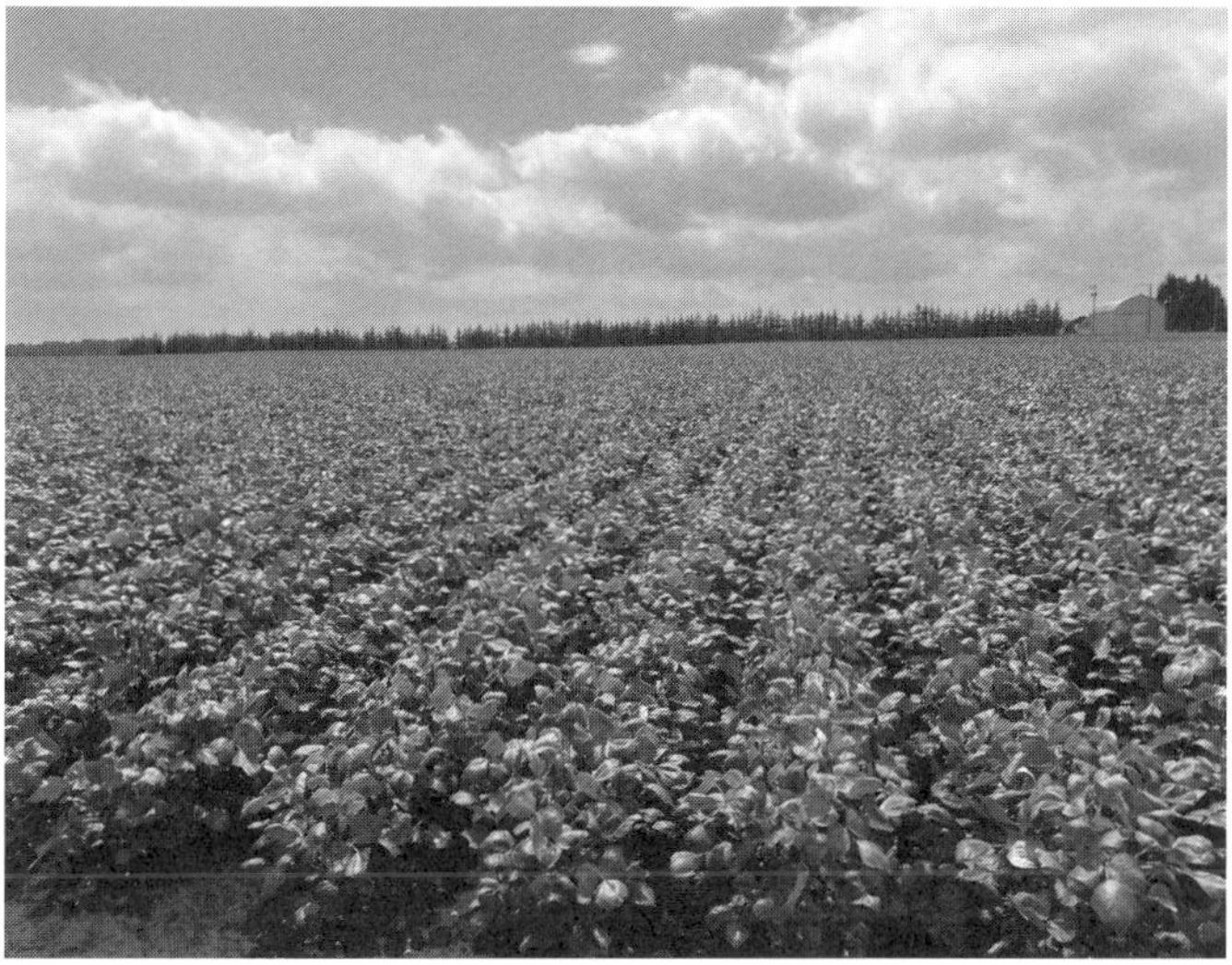

十勝の小豆畑

## 1. 小豆の種類と品種

小豆はマメ科の一年生草木です。小豆というと、赤い小さな豆粒を思い浮かべるでしょうが、これにもいくつか種類があります。一般には、粒の大きさによって二つに分類されます。なかでも特に大粒のものを「大納言《だいなごん》」といい、流通面でも加工面でも、普通の小豆とは別扱いにされています。市場でも、大納言は普通の小豆よりも高値で取引きされています。

大納言は小豆の中でも、大きさ、色艶、風味のよさ、さらには煮崩れしにくいことなどに特徴があります。そのため大粒の姿を活かして、赤飯や甘納豆、小倉餡などの料理や和菓子に使われます。北海道で作られている「アカネダイナゴン」、「とよみ大納言」や病気に強い品種「ほまれ大納言」、北海道以外では兵庫県丹波地方でとれる「丹波大納言」、京都を中心につくられる「京都大納言」などが知られています。とりわけ丹波大納言は種皮の色が赤く、大粒で俵型をしており、江戸の昔からその名が通っていました。

大納言に対して、通常の小さい小豆は、流通上、普通小豆と呼ばれています。いわゆる普通小豆は、主としてこし餡、粒餡などの餡に加工されます。これらの小豆はほとんどが北海道で作られており、品種名としては「エリモショウズ」、「きたのおとめ」、「しゅまり」、病気に強い「きたろまん」、「エリモ167」や「きたひまり」、そして機械収穫適性に優れた（コンバイン収穫向き）新品種「きたいろは」などが知られています。

なお、小豆が取引きされる時は、粒の大きさが基準の一つになります。ふるいの目で5・5ミリ以上のものが「大納言」、5・5ミリより下で4・2ミリ以上のものが「普通小豆」の規格になります。色、形が似ているため、すぐには見分けづらいのですが、このように分類されています。

このような呼称で分けられる以外にも、種子を播く時期の適応性の違いから、「早生《わせ》」、「中生《なかて》」、「晩生《おくて》(ばんせい)」の三つに分類されることもあります。これらは、生育に適した気象条件の違いから、それぞれの栽培適地も異なってきます。

小豆の特徴といえば、なんといっても小豆色とも称されるその赤い色ですが、赤以外の色の小豆もあります。高級な白餡の原料として使われる白小豆は、岡山県の特産品として知られる「備中白小豆」をはじめ、北海道で作られている「きたほたる」などがあります。

在来種としては、灰色の地に黒っぽい斑紋のある「姉子小豆」があり、「アネッコショウズ」という呼び名で通っています。ぶちの小豆としては他にも、「花小豆」という名の小豆もありました。大正時代までは栽培されており、和名を真仮名で記したわが国最古の本草書である『本草和名《ほんぞうわみょう》』にも「鹿小豆」という名で記載されています。他にも「鼠小豆」と呼ばれた小豆があったといいます。

ところで、小豆に色、形がよく似た豆にささげがあります。外見上から、ささげも小豆の一種と思われがちですが、そうではありません。植物分類学的には、小豆もささげも「ササゲ属」の豆であり、同じ「属」にはなりますが、「種」が異なります。

ささげには大粒種と小粒種があり、通常、小粒種をささげと呼んでいます。関東地方では小豆に代わって赤飯によく使われます。なぜ関東地方では小豆をあまり使用しないかといえば、小豆は煮た時に皮が破れやすいため、「腹切れする豆は切腹に通じる」として、江戸時代の武士の間で嫌われたことに由来します。この点、ささげは煮ても皮が破れず、煮崩れしないことから、関東では小豆に代わって用いられるようになりました。

その他にも、小豆には親戚筋にあたる豆類が多々あります。その一つに緑豆《りょくとう》があります。どこかで聞いたことがあるという方もいるのではと思いますが、わが国では豆もやしの原料として使われています。また、これを粉にしてつくられるのが春雨です。緑豆もまた、小豆やささげと同じくササゲ属の豆類です。もやしの原料として日本で使われている緑豆のほとんどは、中国などから輸入されています。中国では小豆よりも広く栽培されており、豆飯、豆粥などに使われる他、豆もやしの原料としては最上のものとされています。

緑豆と同様に、もやしの原料となるものにケツルアズキがあります。ササゲ属アズキ亜科に属しており、つる性で黒っぽい色をした小さな豆です。また、同じくつる性の竹小豆というものもあります。これもまた中国などから輸入されており、餡の原料として使われています。

## 2. 北海道における小豆栽培の歴史

小豆は本来、温暖な気象条件を好みます。しかし、生育期間が比較的短いために、北海道のような寒い地域でも栽培ができるのです。現在のわが国においては、北海道がダントツの生産量を示しています。続いて多いのが東北地方で、茨城県、群馬県、石川県、長野県、京都府、兵庫県、岡山県、さらには九州地方などでも栽培されています。

北海道では、明治時代の開拓期より小豆は栽培されており、本州向けの移出作物として、1920年代には作付面積が6万ヘクタールに及びました。当時の小豆栽培の中心地は道央地域でしたが、その後、主産地は十勝地方へと移り、品種改良も十勝農業試験場（当時の北海道農事試験場十勝支場）へと移されました。

北海道では1890年代に農事試験場が各地に設置され、1924年には最初の小豆交雑品種である「高橋早生」が、本場において育成されています。当時の十勝支場では、在来種からの品種選抜試験や純系分離といった品種選定が主でしたが、

１９３１年からは現在と同様の交雑育種が開始されました。

ちなみに、十勝地方で豆の栽培が本格化したのは、明治30年（１８９７年）頃からです。大正初期になるとインゲン豆を中心に栽培が行われるようになりました。小豆の生産量が急増したのは第二次世界大戦を過ぎてからです。それまで流通していた満州（現中国東北地方）からの小豆が入ってこなくなったため、一躍、十勝地方が小豆の重要な供給地となったのです。

北海道における小豆の作付面積は、１９６０年代には6万ヘクタールを超えていたものの、その後、減少に転じています。平成以降を見てみますと、作付面積が最も大きかったのは平成2年（１９９０年）で、４万ヘクタールを少々上回っておりました。しかし、翌年以降には4万ヘクタールを切り、それ以降も徐々に減少が続き、平成17年（２００５年）からは3万ヘクタールを下回っています。

小豆の収穫量は、作付面積にほぼ比例しますが、気象条件によっても大きく変わります。小豆は昔から、年によって豊作であったり凶作であったりと、変動の大きな作物です。すなわち、10アール当たりの収量（反収）は、年によっても大きく変わるのです。品種改良を重ね、病害にも強い優良品種が導入されたことで、近年では10アール当たりの収量は２００キログラムを超える水準にまで上昇し、全国の収穫量の93パーセント（２０２２年）にまで及んでいます。

自然条件により、小豆の収穫量は大きく左右されるため、その価格や相場も大きく変動します。そこで、十勝地方をはじめとする畑作地帯では、寒さに対する影響が異なる数種類の豆を栽培したり、他の畑作物との組み合わせによる輪作を行うことで、それに対処しています。

また、輪作には他にも重要な意味があります。小豆などの畑作物は同じ畑で作り続けると、土壌中でその作物を好む病原菌がどんどん増えてゆき、いわゆる連作障害を起こします。そこで1年ごとに、豆、じゃが芋、小麦、てん菜《ビート》といったように、植付ける作物の種類を順番に変えていくのです。作物は種類によって吸収する栄養素の種類や量なども異なります。こういった性質をうまく活かした栽培法を導入することによって、生育環境が良好に保たれ、健康な土壌のもとに良質の小豆が作られているのです。

## 3. 十勝で収穫される小豆

北海道の中でも特に十勝地方は、小豆の名だたる生産地として知られます。インゲン豆とともに全国の生産地の中で、圧倒的な収穫量を誇っています。小豆については、平成27年（２０１５年）の北海道の収穫量５万９５００トンのうち、十勝地方では４万１１００トンと、７割近くを占めています。これに続くのはオホーツク地方、上川地方、後志《しりべし》地方で、それぞれ約５～８パーセントとなっています。最近、特に生産量が伸びているのがオホーツク地方で、大規模な豆類調整

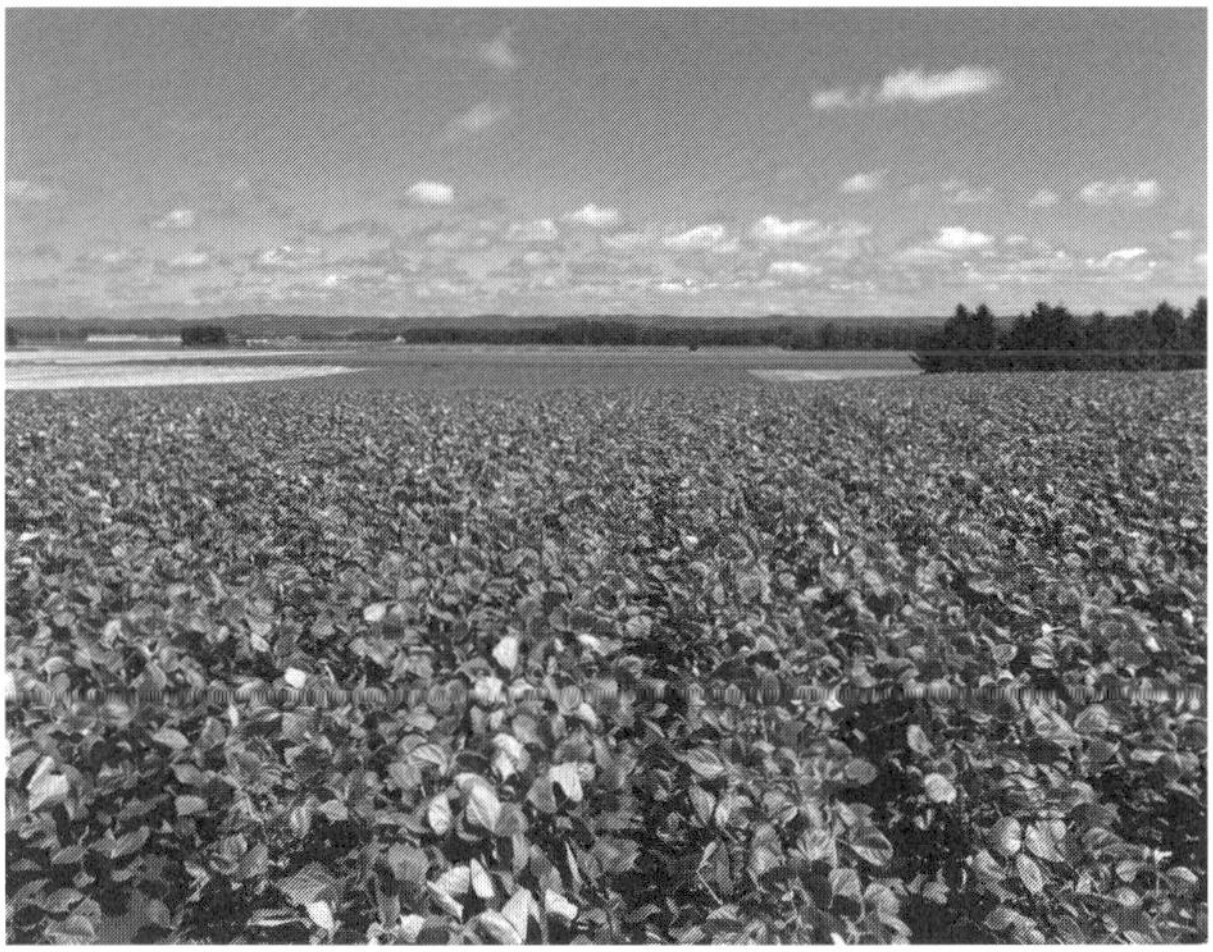

開花期を迎えた十勝の小豆畑

工場も建設されています。

十勝地方は、北は大雪山、西は日高山脈に囲まれた、東西110・4キロメートル、南北163・3キロメートル、面積10831平方キロメートルという広大な地域です。その中央部に広がる十勝平野は国内屈指の大農業地帯で、畑作の中心地です。ここでは数種類の豆類が栽培されており、小豆はその代表格です。

小豆は低温に弱いため、冷夏の年は収穫量が落ち込み市場価格が高騰するのに対し、豊作の年は供給量が過剰になり暴落することがあります。小豆が投機的農産物の代表とされてきたのはそのためで、かつて「赤いダイヤ」と呼ばれていたゆえんです。近年では春の遅霜や、秋の早霜による生育障害の危険性は低くなりましたが、逆に、夏の高温による受粉障害などの危険性が高まってきています。

十勝地方の小豆の主力品種は、「きたろまん」、「エリモショウズ」そして新品種の「エリモ167」です。これらの品種は北海道立総合研究機構・十勝農業試験場（旧・北海道立十勝農業試験場）で育成されたもので、高品質かつ多収の品種です。まさに、小豆王国十勝を代表する品種といえます。

なお、「エリモショウズ」は昭和56年（1981年）に品種登録された風味に優れたロングセラーの品種で、「エリモ167」はそれに病害抵抗性を付与した、平成29年（2017年）に育成された準同質遺伝子系統です。準同質遺伝子系統とは聞き慣れない言葉ですが、これは「エリモショウズ」に落葉病抵抗性を持つ「しゅまり」を掛け合わせ、DNAマーカーにより落葉病抵抗性を選抜しながら、さらに「エリモショウズ」を6回戻し交配を繰り返したものです。理論的には、99パーセント以上の遺伝子が「エリモショウズ」と同じで、同等の農業形質を有するものです。

「きたろまん」は平成17年（2005年）に育成された、病害抵抗性を持つ早生品種です。「エリモショウズ」よりも粒大が大きく色がきれいで、寒さにも強いため、全道の作付け面積は8千ヘクタールを超え（2022年現在）、現在の主要品種となっています。

十勝地方の農家では、カッコウが鳴きだすのを聞くと種播きを始めるといわれますが、だいたい5月25日前後がその最盛期です。この頃はまだ、遠くに見える大雪山は白い雪を抱いており、早朝には肌をさすような寒さを感じることさえあります。このような気象条件の下、広大な大平原が続く畑に機械で種子を播いていきます。

種を播くのと同時に、約5センチ離れた位置に肥料を施し、2～3センチの土をかぶせて適切な圧力を与えます。この距離と圧力を間違うと、小豆はうまく育ちません。小豆は大変デリケートな作物ですから、細心の注意が必要とされます。ただし現在、北海道の大規模農家では、これらの一連の作業は総合施肥播種機を使って同時に行われます。種播きに使われる種子の量は、畑1ヘクタール当たり40キログラムにのぼり、3ヘクタールの畑であれば、その量は120キログラムにも達します。

発芽が始まるのは、種を播いてから約2週間後です。同じ豆でも、小豆と大豆では様子が異なります。小豆はエンドウと同様に、子葉（種子の部分）は地中に埋まったままで、茎だけが地上に伸びて発芽します。一方、大豆は子葉自体が地上に持ち上がって発芽します。

茎の高さは30～60センチ程度で、7月下旬から8月中旬にかけて開花します。蝶のような形をした黄色い花です。同じ豆類でも、インゲン豆や大豆の花は白やピンク、紫もあるのですが、小豆は黄色のみです。開花時期の小豆畑では、緑の葉の陰をのぞいてみると、かわいい黄色い花を見ることができます。

十勝地方で栽培される小豆は、いわゆる夏小豆に属します。この種の小豆は気温が一定以上に上がると開花を始めます。一方、秋小豆は日照時間が一定以下に短くなると開花します。種播きの時期の差だけでなく、このような開花の違いもあるのです。十勝地方の小豆は、十勝農業試験場において、十勝地方の気候や土壌に合うものを選りすぐり、さらに長年にわたって品種改良を重ね、現在の最高の品質にまで育ててあげたものなのです。

開花するとまもなく、茎には莢《さや》が付き始めます。開花後30～35日程度で成熟します。

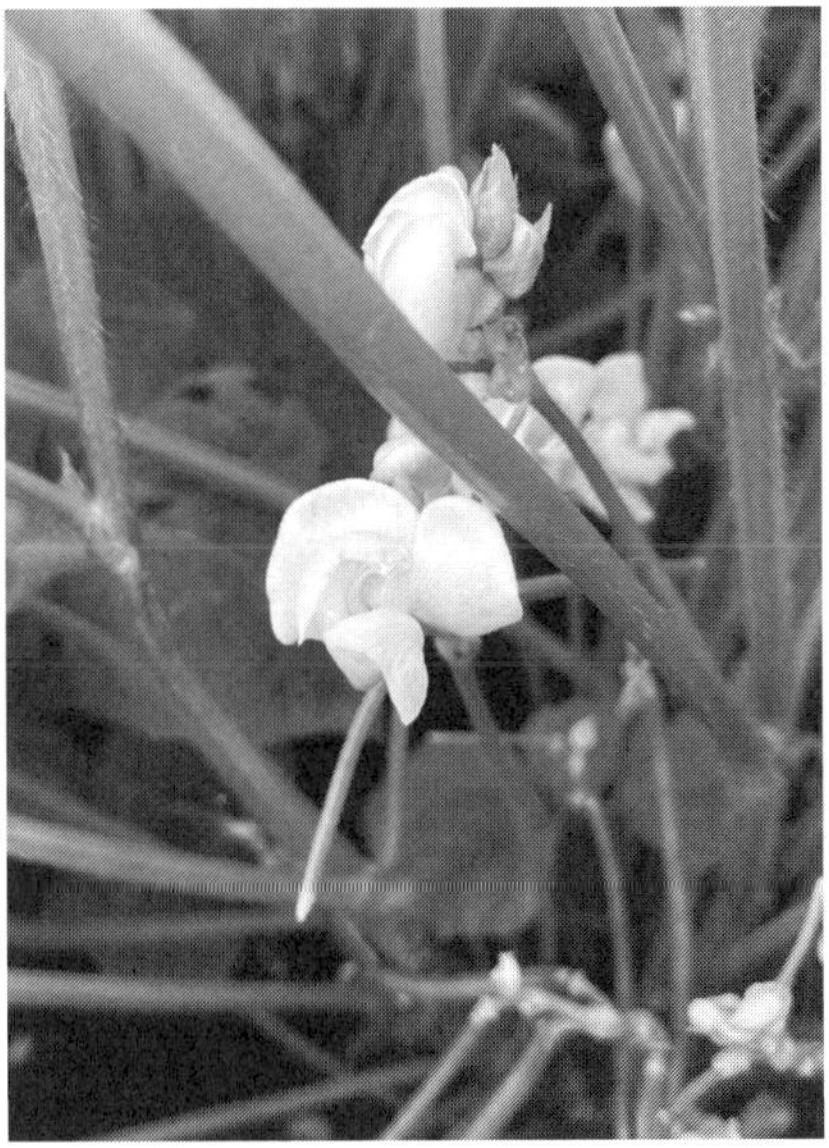

小豆の花

莢の中には6~10粒ほどの小豆が入っており、莢が成熟した褐色に変わると、もうすぐ収穫時期です。小豆は霜に大変弱く、一度でも霜にあたると品質が著しく低下してしまいます。かつては、十勝では早ければ9月下旬に霜が降りました。このため、農家の人々は気象予報に注意を払い、霜の予報がでると慌しく小豆の収穫にとりかかりました。現在の小豆の収穫は、一般に9月中旬から10月上旬にかけて行われます。

現在の小豆の収穫には、ピックアップ収穫機やダイレクトコンバインといった機械が使われています。このため、莢の熟す割合、すなわち熟莢率が100パーセントに達した時から2週間以内が、収穫適期とされています。これより早い時期だと未熟な小豆が含まれ、色も本来の鮮やかなものになりません。これよりも収穫が遅れると、霜にあたる危険性が高まるだけでなく、過熟粒といって色が黒ずみ品質が低下した小豆になってしまいます。収穫する時間帯にも気をつかいます。晴天の日の日中は、乾燥のために莢が裂けて豆が飛び散ります。そのため、日中の作業はさけ、早朝に収穫を始め午前10時頃までには終わらせます。

一昔前には、収穫された小豆は「ニオ積み」といって、山高にこんもりと盛り上げ、2~3週間かけて自然乾燥させていました（121ページの写真参照）。小さな山がいくつも並ぶその様子は、この時期の十勝の風物詩にもなっていました。このように、小豆は大変繊細で手のかかる作物なのです。それを農家の人々が細心の注意を払って育てあげ、秋になると一斉に収穫し、農協などの調製工場へと運ばれるのです。

## 4. 小豆の選び方

最近では、さまざまな小豆の加工製品が市販されており、大変便利になりました。自分で豆を煮る時間がないという方には、このような製品が大変便利です。以前のような缶詰だけでなく、レトルトパウチや冷凍品などさまざまな形で売られています。ゆでた状態のもの、餡に加工したものなど、いろいろな種類が市販されています。とはいっても、家庭で小豆を煮ることから始めたいという場合には、小豆の選び方が大切です。おいしくゆで上げるには良質の小豆を選ばなくてはなりません。そのポイントはいくつかあります。

まず小豆の色と形です。鮮やかな小豆色をしていて、艶がありふっくらとした形のものを選ぶことです。同時に、しわや傷、虫食いの跡などがないか確かめましょう。

これらが混ざっていると、おいしく仕上がらないだけでなく、煮えむらを起こす原因にもなります。

色については、一見して鮮やかであればほぼ間違いありません。全体に黒っぽかったり、色にむらがあるような場合には、保存状態に問題があったと考えられます。このような豆は、温度の高いところで保管して水分含量が減少していたり、長期間の保管で皮が硬くなったものなどが含まれている可能性があります。煮てもなかなか柔らかくならなかったり、煮えむらを生じてうまく炊き上がりませんので、避けるべきです。このような豆を一般に「ヒネ豆」といいます。

小豆の粒の大きさが揃っていることも、選ぶ際のポイントの一つです。一定のサイズであることが大切です。大小のサイズが混ざっていると、一様に煮上げることができません。大きい豆は煮えるのに時間がかかり、小さい豆は煮崩れしてしまうからです。このような煮えむらを防ぐためにも、粒の大きさは揃っていることが理想的です。

さらにおいしく小豆を煮上げるためには、同じ品種であることは当然ですが、さらに同じ地域、同じ土地で収穫されたものを選ぶことです。小豆は全国的に作られていますが、その大部分は北海道産ですが、他の産地のものもあり、また海外からも輸入されています。種播きや収穫の時期一つをとっても、それぞれの土地で異なります。栽培される土壌条件や、気温などの気象条件によっても大きく影響を受ける作物ですから、同じ品種であっても作られる土地の違いによって色、形、大きさも異なり、その成分や風味も微妙に異なります。調理する際の水を吸うスピードや、煮えた時の皮の硬さにも差があります。このような小豆を一緒に煮ると、当然均一には炊き上がりません。やはり煮えむらが起こり、餡にしてもおいしい味にはなかなか仕上がりません。

小豆を買い求める際には、生産地や収穫された年、そして記載があれば品種も確認した上で、じっくり手に取って、色、艶、形を確かめて、品質の良いものを選ぶようにしましょう。

## 5. 小豆の色はどんな色？

色は嗜好性に関わる大事な要素です。食品の色は、人の心に影響を与えます。鮮やかで美しい色であれば食が進み、その反対であれば、あまり食欲がわいてきません。おいしい、おしくないといった味をも左右します。そのくらい、色は食品を口に入れる上で重要なポイントとなります。

「あずき色」という言葉があるように、小豆の色は赤い色と思い込んでいる方がいらっしゃるかも知れませんが、赤いものの他にクリーム色がかった白色をした白小豆もあります。岡山県の「備中白小豆」や、北海道の「きたほたる」といった品種がそれです。また、厳密にいえば他の色の小豆もあります。黄白、黒紫、灰緑、ぶちなどです。世界的な遺伝資源の中には、実にさまざまな色をしたいろいろな小豆が存在します。

日本国内にも、昔の在来種としては、「花小豆」という名を持つ赤白のぶちの小豆もありました。「鹿小豆」という名でも、わが国の古い書物に記載されており、大正時代までは普通に栽培されていたようです。また、灰色の地に黒い斑紋のある小豆は、地方によっては「姉子小豆《あねっこしょうず》」という名で呼ばれています。

小豆の色を科学的に表示するには、色彩色差計という機器を用いて計測します。国際照明委員会が推奨している色調空間である$L^*a^*b^*$表色系（CIELAB）では、明度（$L^*$値）、赤味度（$a^*$値）、黄味度（$b^*$値）といった数値を用いて表します。明度は0（黒）～100（白）まで変化し、数値が大きいほど明るくなります。また、赤味度と黄味度は－60～60まで変化し、数値が大きいほど赤または黄色の色調が強くなり、値がマイナスの場合には、それぞれ緑または青の色調が強くなります。なお、彩度（C*値）は赤味度と黄味度をもとに計算され、数値が大きいほど鮮やかな色調となります。

小豆の種皮色は品種によっても異なります。明度と彩度を座標軸にした２次元座標表示で表すと、その違いが数値的にも分かります。それだけでなく、収穫年次や栽培地域によっても違ってきます。これは、小豆の登熟期間（花が咲いてから実に熟すまでの期間）の気象条件が影響しており、成熟する時期の気温が低い年次や地域では、明度が高くなり、明るい色調となる傾向に

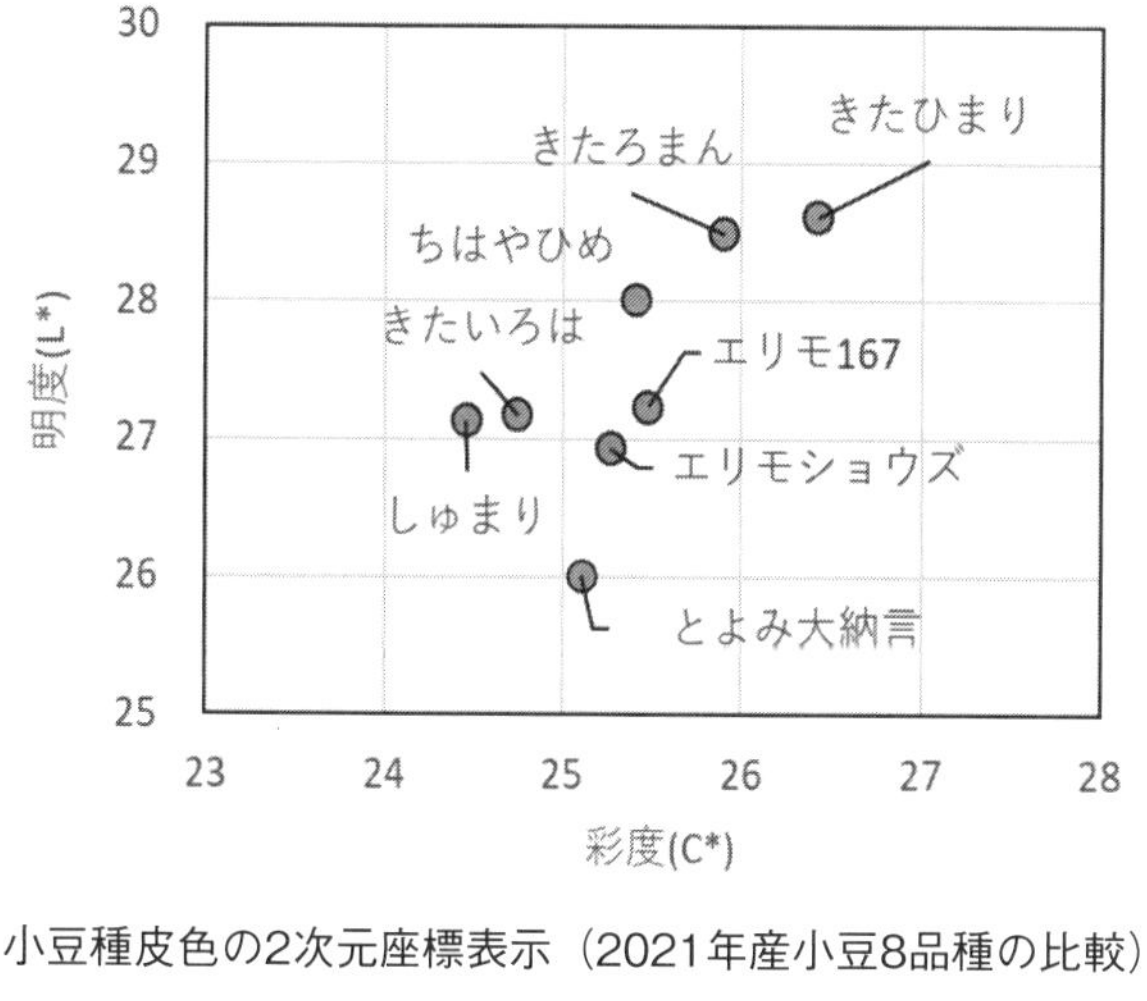


小豆種皮色の2次元座標表示（2021年産小豆8品種の比較）

あります。

小豆は大豆とは異なり、1カ月以上にわたり次から次へと花が咲き続けるため、開花した時期によっても種皮色が異なります。明度および黄味度は、開花時期が遅くなるほど高くなる傾向にありますが、赤味度は8月上旬から中旬にかけての開花始めから2~3週間後の時期に最大値を示します。8月下旬の開花終期に開花したものでは、明度と黄味度が高く、赤味度がやや低くなるため、小豆の種皮色としては赤紫色よりも黄橙色の度合いが強くなり、淡く黄味の強い色調となります。

このため、このような色調の小豆は、流通上では未熟粒と判定される場合もあります。これは人間の視覚では赤味よりも黄色の影響を強く感じるためであり、淡い色が必ずしも未熟粒とは限りません。

さらに、小豆の種皮色は同じ畑で生育している一株の中でも、莢の付いている位置(節位)によって異なります。上位の節位に付いている莢の中の小豆ほど明度と黄味度が高くなります。赤味度は節位による変化がそれほど大きくはありませんが、中位の節位でやや高い傾向にあります。このことから、莢の付いている節位が上位にある小豆ほど明るく鮮やかな種皮色にあるということができます。

このように、同じ畑から収穫された小豆であっても、いろいろな種皮色のものが混在しています。このため農協などでは、種皮色にばらつきのない均質な小豆を供給するために、収穫後の調整段階において、色彩選別機といった機械を用いて種皮色の選別を行っています。

小豆の色に関しては、全国的に淡い色が好まれる傾向にあります。小豆の加工製品である餡の色についても、小豆の種皮色が影響することが示されています。生餡（砂糖を加える前の状態の餡）の色は、原料小豆の種皮色に比べて明度は高くなり、赤味度や黄味度は低下します。種皮の色の明度や赤味度が餡の色にまで反映するのです。

## 6. 国産小豆 vs 輸入小豆

小豆は日本の他、中国や韓国などの東アジア、北米、南米、オーストラリアなどで作られています。このうち日本へは、令和５年（２０２３年）で約２万９千トンが輸入されており、そのうちの約１万５千トンがカナダ産、約１万２千トンが中国産であり、この２カ国で大半を占めています。かつては中国産が最も多かったのですが、最近では日本の品種「エリモショウズ」を栽培しているカナダ産が増えています。

では、わが国で作られる小豆と中国から輸入される小豆とはどこが違うのでしょうか。粒が小さくて色が濃いといった見た目の違いや、風味の違いもあります。さらに、大きな違いは煮えやすさにあります。煮えやすい国産の小豆に対して、中国産の小豆は煮えづらい傾向にあるのです。

中国産の小豆の主要銘柄に「天津小豆」がありますが、これは小豆の粒（百粒重）が小さい割に、餡粒径が比較的大きいといった特徴があり、タンパク質を構成しているポリペプチドの組成にも北海道の小豆とは違いがあります。人が食味判定する官能試験でも、北海道産の小豆と比べると、小豆本来の風味が弱く、煮熟臭が異なると報告されています。種皮の色に関しては、中国産のものは明度や彩度が低く、暗い色調をしています。また種皮から抽出された色素に関しても、両者間では色素の種類、含有量に差の見られることが報告されています。

さらに、小豆の抗酸化活性（活性酸素を消去する力）についても、国産と輸入物では差のあることが分かってきました。特に、北海道産と中国産小豆の違いについて比較したところ、北海道産の普通小豆では高い抗酸化活性が認められるのに対し、中国産小豆ではいずれの産地、いずれの輸入年次でも北海道の小豆よりも低い値でした。
この点に関しては、次のような理由が考えられます。

①北海道の小豆は十勝農業試験場で品種改良されたもので、北海道の気候風土に合った品質の優れたものが栽培されているのに対し、中国では在来種とその交雑種が中心で遺伝的に異なっていること。

②栽培期間中の気象条件が、北海道では冷涼でゆっくりと登熟が進むのに対し、中国では大陸性の気候のため夏場は35度を超える猛暑日が続き、登熟期間が暑く急速に登熟が進むこと。

③収穫後の調製・保管条件については、北海道では農協などが有する豆類調整施設で20工程ほどの選別作業を経て、一定の水分・品質条件となったものを温度の低い条件で保管するのに対し、中国では個々の農家が収穫後に脱穀しただけで納屋などに放置しているため、夏場は劣悪な保管環境に置かれていること。

これらの条件が組み合わさり、最終的には抗酸化活性などに大きな違いが見られるものと思われます。

　小豆は輸入されると、その大部分が横浜港と神戸港で水揚げされ、通関手続きが行われます。このあと小豆はいったん港の保税倉庫か保税置き場で保管されます。その間、残留農薬の有無などについて検査が行われます。通関後、輸入会社によって各地の問屋へ輸送されるのが一般的です。あるいは、直接保税置き場で輸入会社から問屋に引き渡されるケースもあります。

　ここからは国内産の小豆の流通と同じルートをたどります。そこで、国産小豆がどのように流通され、消費者のもとに届くかを追ってみましょう。

　まず小豆は生産者によって産地ごとに収穫されると、農協または産地の集荷業者に引き渡され、それぞれの倉庫に納められます。ここでは実にいろいろなことが行われます。石粒などの異物、虫などによる被害粒、未成熟な粒が除去されます。そして豆の大きさや形状を揃えるために選別、調整が行われ、このあと農産物検査法に基づく検査を受けることになります。

　検査済みの小豆は次に消費地の問屋へ販売されます。そして注文に応じて製餡企業や製菓メーカー、袋詰めにして売る業者へと配送されます。その後、デパート、スーパーマーケット、コンビニエンスストア、和菓子店などの小売店に運ばれ、最終的に消費者の手に届きます。なお、農協からの流通経路に関しては、北海道のホクレン農業協同組合連合会などの経済連が販売を担当しています。

ところで、お茶に新茶があるように、小豆にも新豆があります。その年に収穫された豆で、秋から冬にかけて出回ります。小豆は長期間の貯蔵がきく作物です。そのため1年以上の間、流通しております。

ただし、長期間保存する場合は、管理は慎重に行われます。というのも保存状態によって、餡に加工した時の風味に格段の差が生じるからです。とりわけ重要なのが温度と湿度です。温度は15度以下の低温貯蔵であれば、1年以上経過しても製餡には支障がないことが示されており、5度以下であれば2年経っても問題ありません。

湿度に関しては、高すぎるのはもちろん良くありませんが、乾燥しすぎるのも問題です。小豆の水分が蒸発してしまうからです。収穫後の乾燥調整段階で水分は15パーセント前後なっています。保管環境の湿度が低いと、乾燥の度合いがさらに進むことになります。豆の水分が10パーセント以下になると、水を吸わない「未吸水粒」が発生します。これが煮えむらを起こす原因となります。温度と湿度の管理を適切に行うことが、小豆を良い状態で保つことにつながります。

## 7. 育ちで変わる小豆の風味

餡を口に含んだ時に広がる小豆の風味。この善し悪しが餡の食味を左右しているといっても過言ではないでしょう。ではこの風味とは、いったいどのようにもたらされるのでしょうか。食べ物の香りや味わいを意味する同義語として、英語では「フレーバー」という言葉があります。香りは、鼻腔を抜ける香気成分を感じる嗅覚として、味は口腔内や舌の味蕾細胞で感じられる味覚として捉えることができますが、風味とはこれらを合わせた総合的な感覚なのです。

なめらかな食感に加えて、風味豊かなものが最良の餡であるとされています。和菓子は「五感の芸術」であるともいわれますが、視覚、触覚、味覚、嗅覚、聴覚の五感すべてで味わうものなのです。

香気成分を科学的に測定する方法としては、気体状態にしたサンプルの成分を分析するガスクロマトグラフ（GC）や、質量分析を同時に行うガスクロマトグラフ質量分析（ＧＣ－ＭＳ）といったものがあります。このような分析機器を用いて測定した結果によると、小豆独特の甘い香りには、マルトールと呼ばれる糖アルコール類や、α－ヨノン（イオノン）と呼ばれるスミレの花のような匂いを持つ成分が認められます。

乾燥状態の小豆には、ほとんど匂いは感じられませんが、火にかけて煮熟したり、餡に加工したりすると、これらの成分をはじめ、非常に多くの香気成分が立ち上がってきます。しかし、これらの物質の成分量が多いからといって、必ずしも好ましい小豆の匂いとは限りません。私たちが感じる香りの善し悪しは、微妙なバランスの上に成り立っているのです。

一方、小豆を煮熟したときに出てくる不快臭の一つに、ベンズアルデヒドと呼ばれる芳香族化合物の成分があります。これは小豆の種皮ではなく、主として子実内部の子葉部分に含まれており、中国産の小豆などに多く含まれているとの報告もあります。

小豆の風味に影響を及ぼす要因としては、品種の違いといった遺伝的なもの、栽培された土壌や生育中の気象条件といった環境的なもの、収穫後の保管状態といった貯蔵条件的なものなどがあげられます。同じ品種の小豆であっても、育ちが変われば風味も変わるのです。

優良な小豆品種を恵まれた環境の中で育て、収穫後も良好な保管状態に置くことで、最良の品質が維持されるのです。北海道の小豆が、風味の面においても高い評価を得ているのは、最高の品質を保つための生産者の努力があるからなのです。

最新鋭の分析機器をもってしても数値として捉えることが難しい小豆の風味、この善し悪しを判断するのは、あなたの五感なのです。是非、いろいろな種類の餡や和菓子を、自らの五感を使って味わってみてください。

## 8. 煮えやすさもＡＩが判定?!

餡を製造する実際の加工現場では、原料小豆から得られる餡の収量が大変重要で、一般の家庭でも煮えむらが起きると問題となります。小豆は品種や産地によっても煮えやすさが違うため、異なる品種や複数の産地のものを混ぜて煮ることは、煮えむらの発生につながります。また、同じ品種や産地であっても収穫年次が異なる場合や、保管状況によっては煮えやすさが異なるため、煮る時間を適切に調節しなければなりません。

煮る時間をあまり長くしすぎると、餡粒子（膨潤したでん粉粒が詰まっている単離した状態の子葉細胞）が崩壊して、内部のでん粉粒が流出するため、餡の収率は低下してしまいます。小豆の煮えやすさや餡収率は、実際に餡を作らなくとも煮熟増加比（小豆を煮る前後での重量の増加率）を測ることによって知ることができます。つまり、煮熟増加比が大きいほど煮えやすく、餡の収率も高くなり、煮えやすさを判断する上での重要な指標となるのです。

小豆の煮えやすさをさらに簡便に判定する方法として、近赤外線という人の目には見えない光を利用する方法についてご紹介しましょう。近赤外線とは聞き慣れない言葉ですが、赤外線よりも波長が可視光に近い電磁波で、身近なところでは家電製品のリモコンや赤外線通信、赤外線カメラなどに使われています。

およそ８００～２５００nm（ナノメートル）の波長領域を利用する近赤外分光法と呼ばれるこの測定法は、迅速性を最大の特徴としており、光を当てるだけといった非破壊的な測定法であるため、集荷・選別工程や食品加工などの場面では、オンライン計測により全数測定が行えるといった利点があります。

農産物での具体的な利用例としては、小麦や米の水分、タンパク質、脂質といった化学的な成分含有量の計測に数多く用いられています。農産物の場合には、食品としての品質検査に用いるほかにも、一定の成分や特性を有する高品質な作物を作り出すための品種改良にも使われています。近年では、物性測定などへの応用も試みられていますが、煮えやすさのような物理的変化を捉えた例はあまりありません。

近赤外分光法により小豆のスペクトル測定をすると、いくつかの吸収バンドが観察されます。これらの波長における吸光度と小豆の各種成分との関係について解析すると、水分やタンパク質といった一般成分だけではなく、ポリフェノールのような機能性成分についても測定することができます。さらに、煮熟特性との関係について解析を進めていくと、煮熟増加比についても高い精度で推定できることが分かりました。

このように、近赤外線という目に見えない光を当てるだけで、非破壊的かつ迅速に小豆の煮熟特性を評価することが可能であることが研究レベルでは実証されました。これをさらに豆類の調製工場や餡の加工現場に実装するためには、蓄積された煮熟特性のデータをディープラーニングによりＡＩ（人工知能）に学習させ、ＡＩ分析により判定することが将来的には期待されます。小豆の煮えやすさも、昔ながらの職人ではなく、ＡＩが判定する時代が来るかもしれません。

## 9. 味に深みを与えるタンニン

小豆を煮ている最中には、いろいろな成分が溶け出してきます。この中には、渋のように食味や加工適性上あまり好ましくない成分も出てきます。このため、小豆を煮たり製餡を行う際には、通常、煮熟過程で煮汁を捨てることによって渋切り（沸騰させた後、ゆで汁を捨て新たな水で煮ること）が行われます。

この渋味の原因物質は、タンニンやサポニンと呼ばれる成分です。小豆をゆで始めてから10～15分程度で煮汁が褐色になってきますが、この時の煮汁中に多く溶け出してきます。サポニンは大豆に多く含まれている泡立ちの成分で、シャボンと語源が同じです。渋味やエグ味といった不快味の原因となる配糖体と呼ばれる成分の一種です。しかし、小豆では大豆ほど多くは含まれておらず、煮熟過程の最初のうちに多くが溶け出してくるため、渋切りによってエグ味はほとんど感じられなくなります。

一方のタンニンは、柿の渋に代表されるように、渋味を感じさせる植物性ポリフェノールの総称です。豆類の中では小豆に多く含まれています。そこで、渋切りをすることによってある程度、渋味成分を低減することができますが、完全に抜くことは難しいため、場合によっては渋切りを複数回行うなど、そのタイミングを工夫することによって渋味の調整を図っています。

また、小豆の品種、収穫された場所や年次、保管状態によっても渋の量や抜けやすさは異なってきます。しかし、渋の原因物質であるタンニンの含有量が小豆によってどのくらい異なるのかについてはあまり解明されていませんでした。そこで、タンニンの栽培環境による変動や貯蔵条件による影響について調査が行われました。

小豆のタンニン含有量は、中国産に比べると北海道産では低く、また、普通小豆に比べて大納言では低い傾向にありました。一般に、中国産の小豆では、渋切りを2～3回行うことによって、渋味を低減しています。また、施用する肥料の量など栽培条件では、タンニン含有量に大きな違いは認められませんでした。しかし、同じ品種で比較した場合、小豆の粒大（百粒重）によってタンニン含有量が異なり、粒が小さいものほどタンニン含有量は高い傾向にあることが分かりました。

小豆の登熟期間の気象条件としては、8月中旬から9月中旬までの日照時間が長いほど、タンニン含有量は高くなる傾向にあります。つまり、登熟期間の日照時間が長く、粒大が小さくなる気象条件ではタンニン含有量が高くなるといえます。このため、収穫年次や栽培地域によっても差が認められるのです。

貯蔵条件としては、1年以上の長期貯蔵においては、常温での貯蔵よりも15度以下の低温貯蔵や5度の冷蔵貯蔵した小豆のほうが、煮熟過程におけるタンニンの溶出速度が速く、貯蔵温度が低いほど渋が切れやすいといえます。

ところで、タンニン濃度と人が感じる渋味の関係について調査した結果では、煮汁中のタンニン濃度が１００ミリリットル当たり30ミリグラム以下ではほとんどの人が渋味を感じませんが、50ミリグラムを超えると渋味を感じるようになり、85ミリグラム以上では強い渋味を感じることが分かりました。また、人によってもその感じ方は異なります。少量のタンニンは味に深みを与え、コクが出ます。渋切りをしないで小豆を味わってみると、新しい発見があるかも知れません。

ちなみに渋味とは、甘味や酸味のように舌の表面に存在する味蕾で検知される化学成分によるものではなく、口中の粘膜上皮細胞のタンパク質とタンニンが結合することにより生じる、味覚神経を収斂《しゅうれん》させる物理刺激によるもので、収斂味とも呼ばれるものです。

## 10. 栄養たっぷりの煮汁を使おう

小豆を調理する際には、一般的に煮汁は捨てられてしまいます。煮汁が体に良いことは昔から経験的に知られていました。二日酔いに効果があり、利尿を活発にする他、吐剤にも使われていました。しかし、それだけではありません。煮汁を上手に利用することにより、栄養価がアップするのです。その代表的なものとしては、赤飯があります。

赤飯は小豆を柔らかくなるまで煮てから、その煮汁にもち米を浸して作ります。およそ3時間ほどたったらザルにあけ、それと小豆を合わせて蒸し器に入れ、蒸しあげることによりでき上がります。

もち米を小豆の煮汁に浸しておくというこの方法は、栄養学的にみても大変理にかなっており、優れた利用方法です。小豆にはポリフェノールの他、ビタミンB群、鉄分、カリウム、サポニンといった成分が豊富に含まれており、煮汁にはこれらの水溶性成分が溶け出ています。ですから、もち米を煮汁に浸しておけば、赤い色が付くと同時に、これらの栄養成分が米に吸収されることになるのです。知らぬ間に貴重な栄養素がもち米に吸収されていたのです。

もち米をザルに上げたあとの煮汁の使い方ですが、昔の人はこれを吐剤などに利用していました。現在ではほとんどの人が捨てていますが、実はまだまだ役に立ちます。もち米と小豆を混ぜ合わせて蒸す際に、これを打ち水として使うのもいいでしょう。こうすることで、ふっくらとした味のいい赤飯に仕上がります。

煮汁によってこのように栄養価がアップする赤飯ですが、それに加え、もち米と小豆の組み合わせ自体が、栄養価を高める結果になっています。必須アミノ酸と呼ばれる9種類のアミノ酸はヒトの体内で生成されないため、食物から摂る必要があります。このうち米にはリシンという成分が欠けています。ところが小豆にはこの成分が豊富に含まれているのです。そこで小豆と米を組み合わせることによって、足りない成分を補うことになり、食物から摂ったアミノ酸をしっかりと利用して、私たちの身体に必要なタンパク質を作ることができるのです。

小豆と直接関係はありませんが、赤飯には最後にゴマがふりかけられます。ゴマにはセサミン（ゴマリグナンの一種）と呼ばれる体に有効な抗酸化成分が含まれています。この成分には、多くの病気の元凶と目されている活性酸素を除去し、悪玉コレステロールを減少させる働きがあります。ゴマをかけることで赤飯の栄養価がさらに高まるのです。

また、和食ではなく洋食として利用する場合には、スープがお勧めです。煮汁を捨てることなく、そのままスープとして身体に取り込むことができます。硬めにゆでた小豆とその煮汁を使って、トマト味の小豆ミネストローネ、ミルク味の小豆クリームスープ、コンソメ味の小豆コンソメスープなど、どれもおいしくいただけます。是非、試してみてください。

## 11. ポリフェノールはお天気次第

小豆は豆類の中でもポリフェノール含有量が高く、活性酸素を消去する抗酸化活性が高いことが知られています。特に北海道産の小豆には、このポリフェノールが赤ワインの1・5～2倍ほど含まれており、その健康効果が期待されます。ポリフェノールの有する生理調節機能については、この後の章で詳しく述べたいと思います。

小豆に含まれるポリフェノールの種類としては、お茶に多く含まれるカテキンや、ソバに多く含まれるルチン、ブドウの種子に含まれるプロアントシアニジン、赤系色素であるアントシアニン、などが知られていますが、なんといっても多いのがカテキングルコシドと呼ばれるカテキンの仲間です。

小豆の抗酸化活性について、品種による違いについて比較したところ、北海道の主要品種である「きたろまん」をはじめとする普通小豆では、高い抗酸化活性が認められました。しかし、大納言では活性がやや低く、中国産の小豆ではいずれも北海道産よりも低い値でした。また、白小豆ではわずかな活性しか認められませんでした。抗酸化活性の高い品種ではポリフェノール含量も高い傾向にあり、ポリフェノールがラジカル（活性酸素）の消去に関与していることが示唆されました。

北海道立総合研究機構十勝農業試験場には、世界各地から集めてきた小豆の遺伝資源が約３０００点保管されています。この中の約１割程度は、北海道の気象条件でも栽培可能なものです。そこで、花が咲いて実を結ぶものを１００点ほど選び出してポット栽培を行い、ポリフェノールの含有量と抗酸化活性について比較してみました。

そうすると、各地から集めたいろいろな小豆であっても、ポリフェノール含量と抗酸化活性の関係は、きれいな1本の直線上に並んでいました。これは統計学的には、両者の間に極めて高い正の相関関係があるといい、ポリフェノールが高くなるとそれに比例して抗酸化活性も高くなることを示しています。さらに、北海道産の小豆品種は、全て上位90パーセント以上のところに位置しており、各種の小豆遺伝資源と比較しても、北海道の小豆の優秀さが際だっていることが分かります。

では、同じ品種の小豆であれば、どれでも同じ量のポリフェノールが含まれ、抗酸化活性にも差はないのでしょうか。小豆の

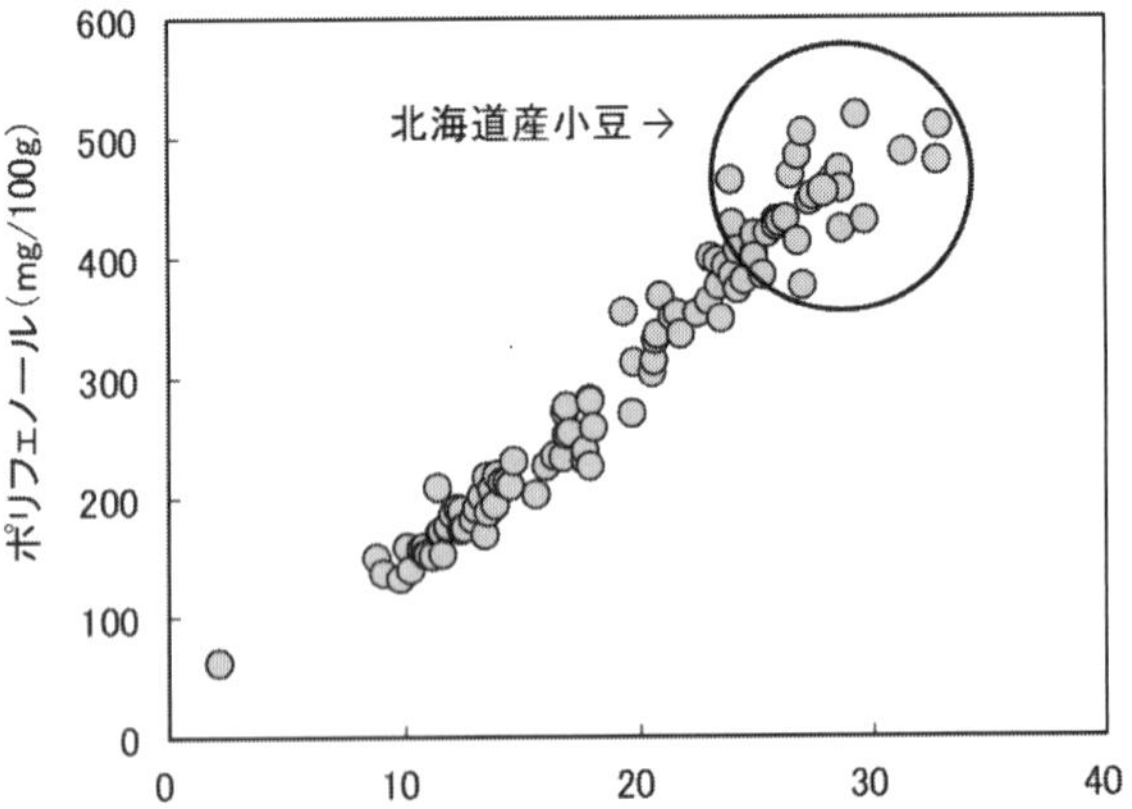


ポリフェノール含有量と抗酸化活性の関係

ポリフェノール含有量や抗酸化活性は栽培環境によっても変動し、収穫年次および栽培地域によって違いが見られます。特に、８月中旬から９月中旬までの登熟期間（花が咲いてから実が熟すまでの期間）の日照時間が長いと高くなるのです。したがって、気象条件の異なる産地による違いや、収穫年次による違いが出てくるわけです。

一方、栽培管理の面から比較してみると、施用する肥料の量による大きな違いは認められませんが、光の当たり方が弱い場合（遮光処理50パーセント）にはポリフェノール含有量や抗酸化活性は低下しました。また、同じ畑で栽培されている小豆では、開花日の遅い（登熟期間の短い）小豆ほどポリフェノール含有量や抗酸化活性は高い傾向にあり、同じ株から収穫した小豆でも後から熟したものほど機能性成分に優れているということができます。

このように、小豆のポリフェノール含有量や抗酸化活性には品種や栽培地域によって違いが認められます。遺伝的要因としての品種の影響は認められますが、環境的要因である気象条件の影響も大きく受けているのです。同じ品種の小豆の場合、ポリフェノールの量はお天気次第で変化するといえます。

第3章

# 小豆の力で美しく健康に

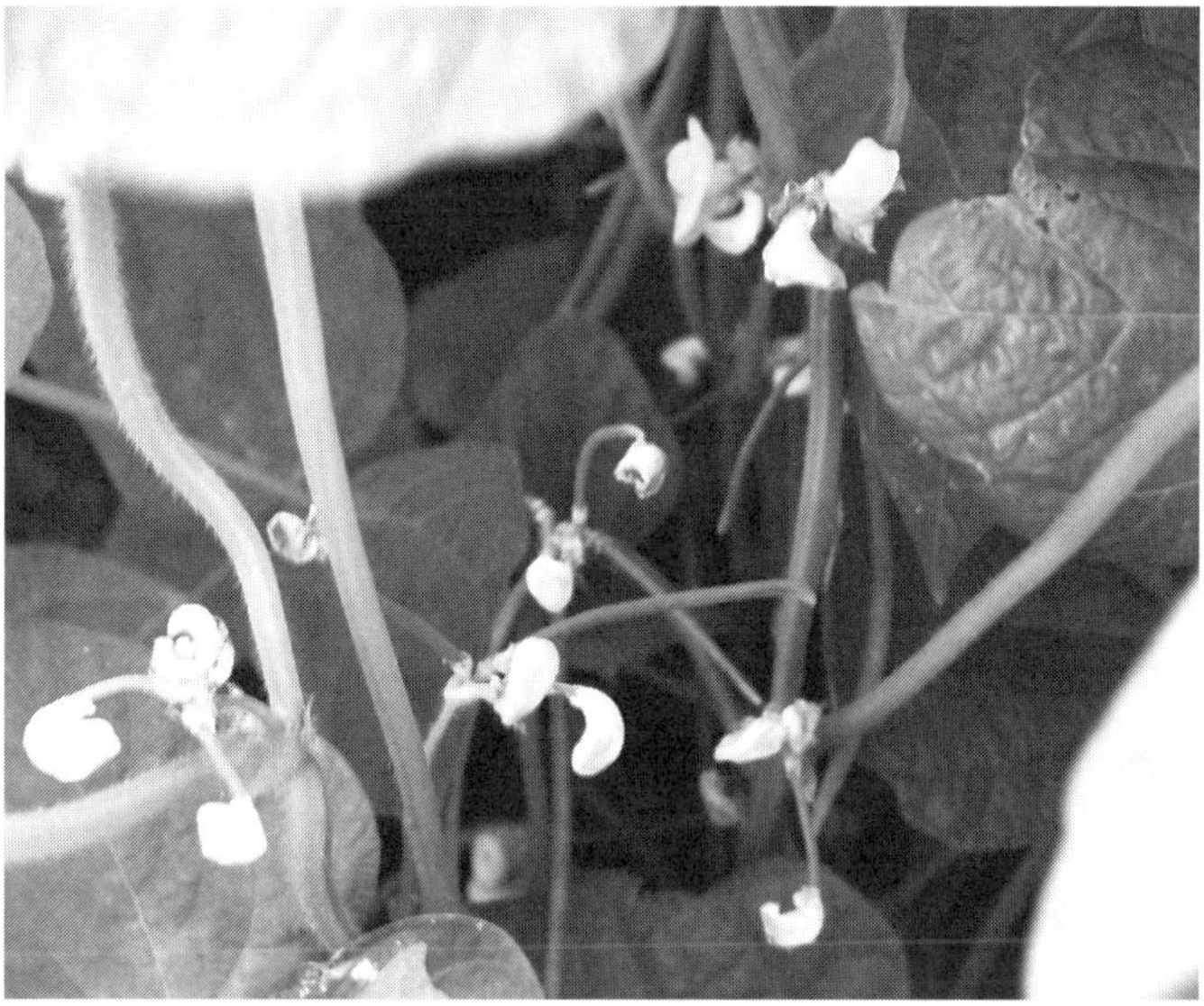

莢を伸ばし始めた小豆

## 1. 小豆は栄養の宝庫

小豆は古来より、料理の素材として、和菓子の原料として、また薬用としても、いろいろな場面で使われてきました。長い歴史を経て、小豆が今日まで綿々と受け継がれてきたのは、小豆のおいしさはもちろんのこと、小豆が健康を保つ上で重要な役割を果たしてきたことがあげられます。単なる人から人への言い伝えだけではなく、栄養成分や機能性成分が明らかとなった現在では、それらの働きによる私たちの体への効果がさまざまな面から立証されています。

それぞれの栄養成分と機能性については、このあと一つずつ詳しくその働きを述べていきます。その前に、小豆にはどのような栄養素が含まれているのか、全体像を見ておきましょう。

まず、主要な栄養素としては炭水化物があげられます。炭水化物は主にエネルギー源として利用される重要な成分で、糖質と消化されない食物繊維からなります。小豆の場合、炭水化物は全成分組成の6割近くを占め、その半分以上がでんぷんです。

でん粉とは、ブドウ糖（グルコース）がたくさん結合してできた多糖類です。でん粉は体の中で消化酵素によって分解されて、ブドウ糖や麦芽糖（マルトース）となり、小腸でさらにブドウ糖のみに分解されて吸収された後、肝臓で代謝され、エネルギーが生成されます。そのうちの一部は血糖として血流によって全身に運ばれ、また一部は肝臓や筋肉にグリコーゲンとして蓄積されますが、大部分はエネルギーとして消費されます。

炭水化物（食物繊維を除く）からのエネルギーの発生量は１グラム当たり約４キロカロリーです。他にエネルギーを発生するものとしては脂質がありますが、こちらは炭水化物よりも多く、１グラム当たり約９キロカロリーです。炭水化物と脂質、この二つがエネルギーを作りだす主要な栄養素です。

その次に小豆に多いのがタンパク質です。また、ミネラルも豊富です。酸素を体中に運ぶのに必要な鉄、ナトリウム（塩分）の排出に無くてはならないカリウム、牛乳に匹敵する量のカルシウム、代謝を促進したり精神の平静を保つのに役立つマグネシウムなどのミネラル類が含まれています。

ビタミン類の中では、とりわけビタミンＢ群がとても豊富に含まれています。糖質を代謝しエネルギーに変換する際に必要なビタミン$B_1$、脂質などの代謝に関与するビタミン$B_2$、タンパク質の代謝などに関与するビタミン$B_6$などがあげられます。

そして何より注目されるのが食物繊維です。大腸ガン対策としても必要不可欠なこの成分が、小豆には驚くべき量で含まれているのです。そして、もう一つ小豆の機能性として注目の集まる成分がポリフェノールです。活性酸素に対抗する成分として、特に期待されています。現代だからこそ必要とされるこれらの機能性成分が、この小さな体の中にぎっしりと詰まっているのです。

小豆だけを主食にすることはありませんが、わが国では古来より、ごはんに小豆を混ぜてつくる料理が主食として登場してきました。赤飯、小豆粥などです。ごはんだけでもエネルギー源になりますが、そこに小豆の栄養素も加わりますので、ごはんと小豆でできた料理は強力な栄養食ということもできます。

これらの料理以外にも、餡の入った和菓子も立派な栄養食になります。大福、どら焼、饅頭などを、疲れた時や小腹の空いた時に食べると、元気がわいてくるように思えたりします。これは単にそう感じるだけでなく、実際に、小豆と砂糖からできた和菓子がエネルギー源となり、大切な栄養素を補給してくれるからなのです。

## 2. アミノ酸バランスに優れた小豆

炭水化物、脂質の他に、エネルギー源になる栄養素といえばタンパク質です。ただし、炭水化物や脂質と違って、常時ではありません。エネルギーが不足した時にピンチヒッターとして登場します。１グラム当たり約４キロカロリーのエネルギーを生成します。

小豆の中ではタンパク質はでん粉に次いで多い含有量で、20パーセント程度含まれています。小豆のタンパク質含有量を大豆や精白米と比較してみると、「畑の肉」といわれる大豆にはかなわなくても、その６割近くの量が小豆には含まれています。精白米と比べると、小豆にはその３倍もの量が入っています。

どの栄養素も体にとってなくてはならないものですが、特にタンパク質は体をつくる上で大事な栄養素です。私たちの体はタンパク質でできているといってもいいほどです。内臓、筋肉、皮膚、血液は言うに及ばず、髪から爪に至るまでがタンパク質からできています。また、タンパク質は体内では酵素としても存在し、生理機能の調整役もします。

食物から摂ったタンパク質は、体内で消化吸収される過程でアミノ酸という分子量のより小さな形に分解されます。タンパク質を摂取するに当たっては、量もさることながら、それを構成するアミノ酸のバランスも大変重要です。バランスが適当でないと、体内におけるタンパク質の利用率が悪くなるだけでなく、貧血、肝障害、免疫機能の低下につながります。それほどアミノ酸のバランスは人間を健康に保つ上で大切なのです。

なかでも、必須アミノ酸といわれる9種類のアミノ酸は重要です。イソロイシン、ロイシン、リシン（リジン）、メチオニン、フェニルアラニン、トレオニン（スレオニン）、トリプトファン、バリン、ヒスチジンの9種は体内で生成されないため、体の外から、つまり食品から摂らなければなりません。小豆に関しては、いずれもほぼ基準値に近いか基準値を超えており、特にイソロイシン、リシン、芳香族アミノ酸、バリン、ヒスチジンが多く含まれています。

小豆をごはんと組み合わせて食べる際には、このことが栄養面で大きく作用します。日本人の主食である米の場合、必須アミノ酸のうちリシンが少なく、その量は基準値の61パーセントしかありません。これがタンパク質の利用率を低下させる大きな要因となっています。しかし、リシンを多く含む小豆と組み合わせて食べると、互いが補い合ってタンパク質を効率よく摂取できるのです。ごはんを主食とする日本人にとって、小豆はごはんに欠けているリシンを補い、タンパク質を効果的に摂取する上で最適の食品といえるのです。

## 3. 鉄とカリウムが貧血と高血圧を予防

人の体はその体重の95パーセントが、酸素、炭素、水素、窒素の四つの元素からなる有機質でできています。残りは無機質（ミネラル）と呼ばれるもので、これには、鉄、カリウム、カルシウム、リン、マグネシウム、ナトリウムなど、いろいろな成分がありますが、健康維持に必要なミネラルは16種類あります。小豆の場合、なかでも特筆すべきなのが鉄とカリウムです。

鉄は血液をつくる上で必要不可欠な存在です。赤血球中のヘモグロビンの主成分となっており、鉄が不足するとヘモグロビンが欠乏し、血液が十分につくられません。

ヘモグロビンは赤血球や筋肉の中で酸素を運ぶ重要な働きをするため、鉄が足りないと酸素が末端まで十分に行きわたらず、その結果、めまいがしたり、疲れやすくなるなど、貧血状態に陥ります。

鉄は1日当たり、成人男性で7～7・5ミリグラム、成人女性（月経あり）で10・5～11ミリグラム、特に妊娠中の女性はさらに9・5ミリグラムを上乗せして摂る必要があるといわれています。鉄を多く含む食品としてはホウレン草、ひじき、レバー、マグロの赤身などがありますが、小豆にもまた豊富に含まれます。

ミネラルが豊富な野菜や海藻類と比較すると、少ないように思われているかも知れませんが、実際には小豆の100グラム中の含有量は5・5ミリグラムと、実にホウレン草の2・8倍も含まれるのです。

口に入る量からみた場合にも、やはりホウレン草よりも多いのです。例えば大福1個（粒餡70グラム）当たりだと1・05ミリグラムなのに対し、ホウレン草のおひたし（ゆでホウレン草50グラム）だと、その量は0・45ミリグラムです。なんと2倍以上の量の鉄が含まれるのです。こし餡だともっと多くなり、1・1ミリグラムの鉄が含まれます。ちなみに、和菓子の中では、鉄を多く摂ろうと思ったら草餅がおすすめです。これにはよもぎの成分も加わるので、さらに多くの鉄を摂ることができます。

小豆のミネラルの中で、量が豊富な点で鉄とともにあげられるのがカリウムです。現代人にとってカリウムはカルシウムなどとともに重要な栄養素といえます。というのも、高血圧の原因として問題になっている塩分の摂りすぎに対して、カリウムは大変重要な存在だからです。

塩分（食塩）の摂りすぎが、形となって現れるのが高血圧です。血圧が正常である時は、細胞内に多いカリウムと細胞外に多いナトリウムがバランスをとり合っています。ところが、塩分を摂りすぎると細胞内のナトリウムが増え、血管の細胞が敏感に反応して、血圧を上げるように作用します。細胞内にナトリウムが多くなると、細胞膜にあるポンプの働きをするものが、過剰になったナトリウムを細胞外に排出し、代わって細胞外のカリウムを細胞内に取り込みます。この調節機能がうまくいかなくなると高血圧となって現れるのです。

高血圧を防ぐためには、まず塩分を控えることが一番です。同時にカリウムをたくさん摂ることです。カリウムが少ないと、ナトリウムとのバランスが崩れ、高血圧を引き起こします。

カリウムが多い食物の代表として知られているのがバナナではないでしょうか。100グラム当たり360ミリグラム含まれます。1本の重さが約120グラムとすると、カリウムの量は432ミリグラムとなります。では、小豆ではどうでしょうか。小豆100グラム当たりの量はなんと1300ミリグラムにも達します。ゆでた小豆でさえ100グラム中に430ミリグラム含まれています。ほぼバナナ1本に等しい量です。餡に加工した場合にはやや少なくなり、大福1個（粒餡約70グラム）だと112ミリグラムとなります。いずれにしても小豆はカリウムの大変多い食品といえます。

塩分の摂りすぎが心配な方は、普段からカリウムの豊富な小豆を積極的に摂っていただきたいと思います。厚生労働省では、1日に摂るカリウムの量は、成人男性で2500ミリグラム、成人女性で2000ミリグラムを推奨していますが、高血圧予防にはもっと多めの3000ミリグラム程度を摂るように勧めています。

## 4. 美容には小豆のビタミンパワー

小豆に多いビタミンといえばビタミンB群です。なかでもビタミン$B_1$、$B_2$、$B_6$が豊富に含まれています。

ビタミン$B_1$の働きは、私たちにとってとても重要です。人が生きていくために必要なエネルギーを作り出すのに欠かせない働きをします。通常、エネルギーは、ごはんやパンに含まれるでん粉などの炭水化物が酵素によって分解されて生じるものですが、その酵素の働きを助けるのがビタミン$B_1$なのです。

そのため、この成分が不足すると炭水化物のエネルギー代謝が悪くなり、体内に乳酸などの疲労物質がたまります。疲れやすくなったり、手足のしびれ、動悸、むくみなどの症状を招きます。かつて日本人にみられた脚気も、このビタミン$B_1$不足によるものでした。他にも、神経系統の障害、便秘、食欲減退、消化不良、体重の減少など、さまざまな症状となって現れます。

日本人が必要とするビタミン$B_1$の1日の推奨量は、成人男性で1・2〜1・4ミリグラム、成人女性で０・９～１・１ミリグラム、ただし妊娠中や授乳中は０・２ミリグラムの上乗せが必要とされます。

ビタミン$B_1$がたくさん含まれている食品はいろいろありますが、非常に多いのが落花生（小粒種・乾）で、１００グラム中に０・８５ミリグラムも含まれています。豚バラ肉（大型種肉・生）で０・５１ミリグラム、豚バラ肉（中型種肉・生）で０・４５ミリグラムとなっています。小豆はこれに匹敵するほどの多さで、０・４６ミリグラムになります。ゆでると三分の一の量に減りますが、それでも０・１５ミリグラムとなります。含有量の多い食品として知られている牛レバーの０・２２ミリグラム

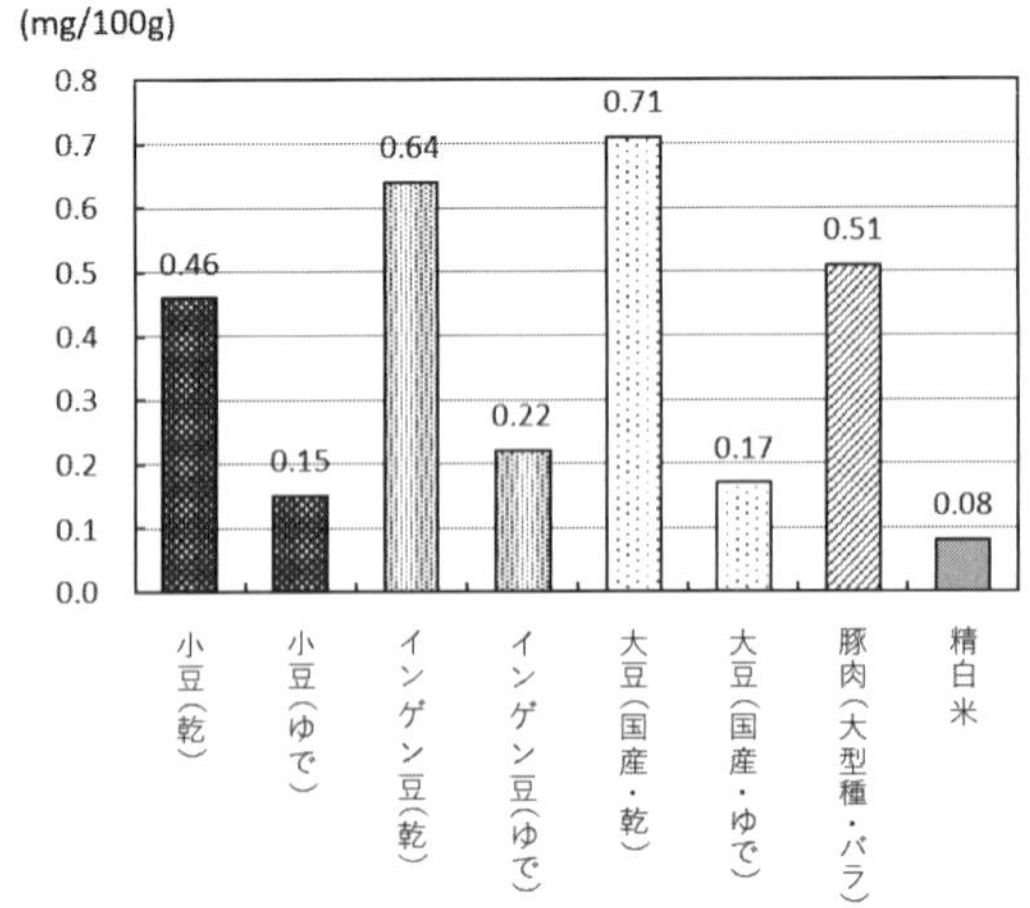


ビタミン$B_1$含有量の比較（可食部100グラム当たり）

にせまる量です。ただし、餡（こし生餡・粒練り餡）にすると０・０２ミリグラムとかなり減少します。このため、ビタミン$B_1$を多く摂ろうと思ったら、餡よりもゆで小豆のほうがいいといえるでしょう。

ビタミン$B_1$の他に小豆に多いビタミンとしては、$B_2$と$B_6$があげられます。ビタミン$B_2$は体内にある脂質の代謝を助けて、余分な脂肪が体に残らないようにしてくれます。また、ビタミン$B_6$はタンパク質の分解を助けてくれます。さらにそれだけでなく、ビタミン$B_2$や$B_6$は私たちの体の細胞、皮膚や爪、髪などの再生を助け、皮膚の抵抗力を増進してくれます。このような働きによって、肌もまた美しく保たれます。言い換えると、ビタミン$B_2$と$B_6$は美容に必須のビタミンで、これらが不足すると女性にとっては大敵の肌荒れにつながるのです。

それでなくても現代の生活は、肌荒れを助長する環境に囲まれています。さまざまなストレス、紫外線、冷房や暖房による乾燥などなど。それだけに、普段から小豆を積極的に摂ることにより肌荒れ防止に気をつけ、いつまでも美しい肌を保ちたいものです。

## 5. 腸内フローラのバランス改善

「腸内フローラ」という言葉を聞いたことがあるでしょうか。「腸内細菌叢」という呼ばれ方もします。私たちの腸内には、細菌がおよそ1000種類、100兆個も生息していることが知られています。これらを大きく分けると、ビフィズス菌のようないわゆる善玉菌と、ウエルシュ菌のようないわゆる悪玉菌と、普段は特定の性質を示さないけれども、免疫力が低下したときなどに悪い働きをする日和見菌の3種類になります。

これらのバランスとそれぞれの勢力分布状態のことを、腸内フローラまたは腸内細菌叢といいます。健康の維持には、腸内にビフィズス菌や乳酸菌などの善玉菌が占める割合を増やすことが重要なのです。ちなみに、腸内細菌の総重量は平均的な人で、なんと1キログラムにもなるといわれます。

赤ちゃんの腸内には善玉のビフィズス菌が多く存在し、その割合は90パーセント以上といわれますが、年齢とともにこの割合が低下していきます。老年期においては善玉菌の割合がかなり低くなり、人によっては1パーセント以下になっている場合もみられます。善玉菌の割合を高く維持し続けることが、老化を防ぎ、長く健康でいられることにつながるのです。

この腸内フローラを良好に保つ鍵を握るのが、日々の食生活です。私たちの腸内の善玉菌を増やすには、次のような二通りのアプローチがあります。

一つ目は、ヨーグルトや乳酸菌飲料、あるいは漬物など、ビフィズス菌や乳酸菌を含む食品を摂取して、生きた善玉菌を直接取り入れる方法です。このような健康効果を示す生きた微生物、またはそれを含む食品を「プロバイオティクス」と呼びます。通常、これら食品から取り入れた善玉菌は、腸内に長く住み着くことは少ないため、毎日続けて摂取することが必要となります。

二つ目は、オリゴ糖や食物繊維のように、腸内に住み着いている善玉菌を増やすエサとなる成分を摂取する方法です。私たちが日常的に食事として摂取している、タンパク質、脂質、炭水化物などは善玉菌のエサにはなりません。消化されずに腸まで届き、善玉菌の増殖を促す食品を「プレバイオティクス」と呼びます。オリゴ糖や食物繊維は、野菜や果物をはじめ、豆類などに多く含まれています。中でも、小豆に含まれる食物繊維の量は、他の食品よりもずば抜けて多く、ラフィノースやスタキオースといったオリゴ糖も含まれています。

近年、私たちの健康維持のためには、腸内細菌との良好な共生関係が重要であることが明らかとなりました。このため、世界中で腸内フローラに関する研究が数多く進められています。最近の小豆に関する研究においても、そこに含まれる食物繊維やポリフェノールには、腸内細菌のバランスを改善して、酢酸、プロピオン酸、酪酸などの短鎖脂肪酸を増やし、腸内環境を整えるとともに、免疫機能にも影響を及ぼす効果のあることが分かってきました。

## 6. 食物繊維でデトックス

小豆を栄養面からみた場合、最大の注目点はなんといっても食物繊維が多いことです。小豆１００グラム当たり24・８グラムも含まれており、これは日本人の主食である精白米の約50倍、そしてゴボウと比較しても約４倍もの量に達します。ただし、このことは豆全体にいえることで、大豆では１００グラム当たり21・５グラム、インゲン豆では１００グラム当たり19・６グラムになります。

食物繊維の重要性が広く知られるようになったのは、生活習慣病が増大し、その大きな原因の一つが食物繊維の摂取量の少なさにあると指摘されてからです。

食物繊維はかつて、体内で消化されないために「カス」として軽視されてきました。また食感がよくないために、過去には食品から排除されたということもありました。そんな食物繊維が近年になり、人が健康を保つ上で欠くことのできないものとして俄然注目を集めるようになったのです。今や食物繊維は、タンパク質、炭水化物、脂質、ビタミン、ミネラルに次ぐ「第６の栄養

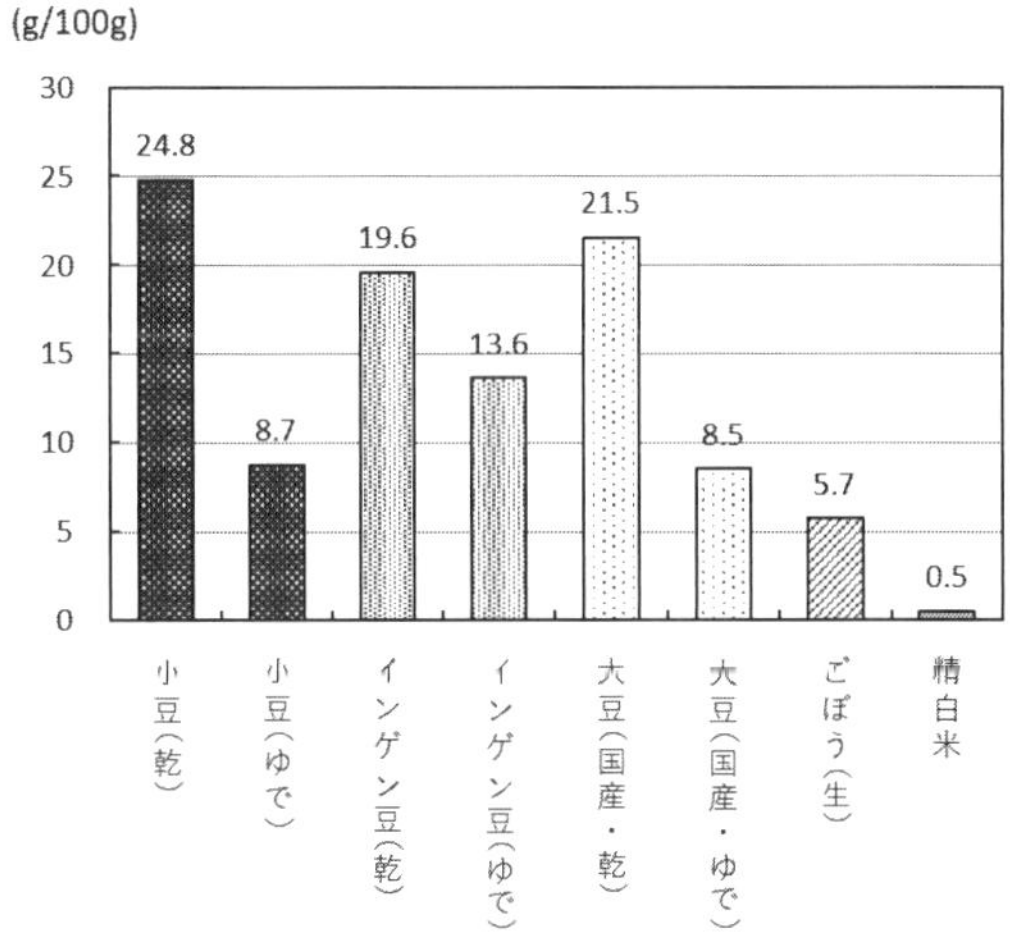


食物繊維含有量の比較（可食部100グラム当たり）

素」として脚光を浴びています。なお、食物繊維はエネルギー源とならないことから栄養素の範疇に入れるよりも、むしろ機能に着目する点から、機能性成分として区別して呼ばれるのが一般的です。

食物繊維を多く含む食べ物には、豆類の他にも、穀類、イモ類、海藻類、きのこ類、野菜類などがあります。わが国の場合、欧米型食生活が進むにつれ、これらの食品をあまり食べなくなったことで、食物繊維の摂取量は減少の一途をたどっています。

終戦直後の1947年には日本人の1人当たりの摂取量は27・4グラムでしたが、1965年に15・7グラムにまで一気に下降し、その後も徐々に減り続けています。1993年にはついに15グラムを切り、2011年では14・1グラムにまで低下しましたが、2019年には18・8グラム（20歳以上 男女平均値）とやや回復傾向にあります。しかし、厚生労働省が示している目標摂取量については、成人男性で21グラム以上、成人女性では18グラム以上とされており、まだこの値には届いていないのが現状です。

食物繊維と一口にいっても、大きく2種類に分かれます。水に溶ける水溶性食物繊維と、水に溶けない不溶性食物繊維です。体内における働きもそれぞれで異なっています。一般に食物繊維といってみなさんが思い浮かべるのは、不溶性のほうではないでしょうか。ゴボウや芋など、食べていても最後までかみきれず口の中に残るものといったらわかりやすいでしょうか。小豆に主として含まれるのもこの不溶性食物繊維です。一方、水溶性食物繊維はヌルヌル、ネバネバしたもので、コンブ、ワカメなどの海藻類、里芋やコンニャクのほか、野菜や果物などに多く含まれるものが該当します。

水溶性食物繊維の大きな働きの一つは、血中の悪玉コレステロールを低下させることです。ＬＤＬコレステロールのような悪玉コレステロールは、動脈硬化をはじめとするもろもろの生活習慣病の発症要因となるものです。水溶性食物繊維にはそれを抑止する効果があります。また、血糖の急激な上昇を抑えたり、血圧を低下させる働きもあります。糖尿病の予防や改善にも有効といわれています。

他にも腸内細菌によるビタミン合成に関与しており、腸内の有害なアミンや有害金属を除去するいわゆるデトックス効果を発揮します。さらに、腸内の悪玉菌の増殖を抑え善玉菌を増やして、その結果、免疫力を高めるとともに、老化の進行を遅らせる働きもあります。

一方、不溶性食物繊維の働きは次のようになります。最大のものは発ガン物質を体内から除去するデトックス効果です。発ガン物質というと、タバコを真っ先に思い浮かべる人が多いかと思います。発ガン物質には、このように外部から取り込むもののほかに、新たに体内で生成されるケースもあります。ここで取り上げるのは後者のほうで、これが大腸で発生した場合、大腸ガンへと進展するのです。

ではなぜ、大腸で発ガン物質がつくられるのでしょうか。それに関係するのが胆汁酸です。脂肪を消化するために肝臓から分泌されるのが胆汁酸で、これが大腸に運ばれると腸内細菌の働きによって二次胆汁酸となります。ところがこの時、便秘やその他の原因で細菌の働きが正常でないと、胆汁酸の代謝がうまくいかず、発ガン物質の生成へとつながるのです。これが腸の粘膜を刺激し、イボ状のポリープ、さらには大腸ガンを発生させます。特に便秘によって便の通りが悪かったり、腸内を通過するのに時間がかかったりすると、便の中の発ガン物質の濃度が高まり、ガンが起きやすくなります。

ところが、普段から食物繊維を十分に摂っていれば、その可能性が低下するのです。食物繊維には、水分をはじめとして胆汁酸、塩類、脂肪などを吸着する働きがあり、この時同時に発ガン物質も取り込んでくれるからです。その結果、有害物質が体外に排出され、ガンを発症するリスクも低下するのです。

## 7. 便秘の悩みは小豆で解消

食物繊維とは、英語で"Dietary Fiber"といい、１９７２年（昭和47年）にこの日本語訳として生まれた言葉です。「植物性、藻類性、菌類性食品の細胞壁に存在する消化されない多糖類とリグニンのほか、細胞内に含まれる消化されない多糖類を含めた成分」と定義されています。ただし、一般的には、「人の消化酵素で消化されにくい食物成分」として通っています。

この定義にあるように、食物繊維は体内で消化されにくく、そのため栄養的には何の価値もないもののように見られてきました。そのため、長く「カス」として扱われていたのですが、そのカスこそがまさに食物繊維で、すぐれた成分であることが分かってきたのです。

とはいっても、歴史的にみて、これがまったく役立たずとして片づけられてきたわけではありません。古代ギリシャのヒポクラテスの時代から、小麦のフスマが便秘に効果があるとされ、その効用は知られていました。小麦フスマは小麦の皮の部分にあたり、不溶性の食物繊維がたくさん含まれます。小豆の成分について昔の人が知るよしもなかったのと同様に、小麦フスマについてもなぜ便秘に効くのかまでは昔の人はわかっていませんでした。これを食べるとどうも便秘にいいらしいと、人から人へ伝わっていったものと思われます。

小豆もわが国では昔から、便秘に効くとして利用されていました。小麦フスマにしても小豆にしても、それが栄養学的に解明されたのは、「カス」の汚名を返上してからの最近のことです。

なぜ便秘が起こるかといえば、その原因は大腸の蠕動《ぜんどう》運動にあります。この蠕動運動が弱いと、便を直腸のほうへ十分押しだすことができず、食べた物が大腸内に長く留まることになります。お年寄り、運動不足の人、中高年で腹筋が弱った人、内臓下垂で胃腸が弱い人、食の細い人、病気などで体力が低下した人などに起こりがちです。このような便秘を特に弛緩《しかん》性便秘といいます。

弛緩性便秘の場合、内容物がたまっている間に、水分がどんどん大腸に吸収され、便は固くなっていきます。このため、ますます押しだされにくくなるので、便の動きは鈍くなり、ついには止まってしまいます。その結果、便はたまっているのに、便意を催さない状態に陥ります。これが日本人に多い弛緩性の便秘です。

食物繊維が便秘に効くのは、二つの優れた働き、すなわち保水性と膨潤性によります。保水性とは、大腸の中で水分を吸収し、保持する性質のことです。ちょうどスポンジが水を含んで抱え込むのと似ています。一方、膨潤性とは、水分を保持しながら数倍から数十倍に膨らむ性質のことです。食物繊維をたっぷり摂ると、まず水分を吸収して便を柔らかくし、同時に膨らむことによってカサが増します。その結果、腸壁が刺激されて大腸の蠕動運動が活発になります。便がスムーズに押しだされ、便通が良くなるのです。

三食とも和食であった時代には、不溶性の食物繊維をたっぷり含む食べ物がいろいろな料理に使われていました。おから、ホウレン草のおひたし、ふかし芋、きんぴらゴボウなど、毎日のように食卓に上っていました。ところが今ではめったに口にしない、という人のほうが多くなっています。小豆も例外ではありません。これでは食物繊維の摂取量は減少するばかりです。

食物繊維をたくさん含む食材の中でも、豆類にはずば抜けて多く含まれます。小豆には、食物繊維の代名詞のようにあげられるゴボウの約4倍も入っているのです。いかに小豆が食物繊維をたっぷり含むか、おわかりいただけるでしょう。

便秘でお悩みの方は、積極的に小豆を食べていただきたいと思います。赤飯などの料理だけでなく、小豆餡を使った和菓子でも結構です。単なる嗜好品であるだけではなく、便秘を解消するのに効果を示してくれます。一週間も続ければ、スッキリとしたお通じが実感できるはずです。

## 8. コレステロールを減らして血液サラサラに

血液は常にスムーズに流れるのが理想的ですが、加齢やその他の要因によって、だんだんとそうではなくなることがあります。血液がスムーズに流れないのは、血管が狭くなることと密接に関係しています。特に、運動不足で脂質を多く摂っていると、その可能性が高まります。

コレステロールには二つのタイプがあります。組織や血管に余ったコレステロールを肝臓に戻し、動脈硬化を防ぐ善玉コレステロール（ＨＤＬコレステロール）、反対に、多すぎると血管壁に付着して動脈硬化を引き起こす原因となる悪玉コレステロール（ＬＤＬコレステロール）です。つまり血液がスムーズに流れなくなるのは、血管の内側に悪玉コレステロールがたまり、血管が狭くなることによります。あるいは、動脈の壁が固くもろくなることでも起こります。これらの状態を動脈硬化といい、悪玉コレステロールの値が高い人ほど、心筋梗塞、狭心症、脳梗塞になる危険性が高くなるといわれています。

悪玉コレステロールがたまること自体、良くないことですが、さらに悪いことに、活性酸素がそれをターゲットにして酸化させてしまうのです。ある程度まではマクロファージがやっつけてくれますが、大量だとその残骸が血管壁内にたまり、血管を狭くしてしまいます。その結果、血液はスムーズに流れなくなります。

血液の流れを正常に保つためには、まずコレステロールを摂りすぎないことです。それに加えて、血液がドロドロにならないようにする成分を食品から摂ることです。その成分の一つにサポニンがあります。

サポニンは、糖と他の物質が結合した配糖体と呼ばれるものの一つです。体の中で、コレステロールや中性脂肪ができるのを抑制してくれます。また、過酸化脂質の生成を抑え、それによって生じる動脈硬化を防いでくれます。

サポニンをたくさん含むのが、小豆や大豆などの豆類です。特に煮汁に多く含まれます。昔の人が煮汁を使って赤飯を炊くことを考えだしたのも、その効果が経験的に分かっていたからではないでしょうか。なお、サポニンは煮汁の中でも特にアクに多く含まれます。そのため、ゆでる時には必要以上にアクを取りすぎないほうがいいでしょう。

昔から豆料理をつくる際には、一緒にコンブやワカメなどを使っていました。実はこれは、サポニンと大いに関係があるのです。サポニンは、多く摂りすぎると甲状腺を肥大化させる作用があるため、甲状腺ホルモンの成分であるヨウ素を多く含むこれらの食材を合わせて食べることにより、バランスを取っていたものと考えられます。昔の人々の知恵の深さには驚かされるばかりです。

サポニンの他に、血液の流れを良くする成分としてはポリフェノールがあります。小豆には、強力な抗酸化物質であるポリフェノールが豊富に含まれ、悪玉コレステロールを低下させ、血液をサラサラにするのに力を発揮してくれます。

小豆の場合、実は赤色の色素成分であるアントシアニンは、黒大豆や金時豆に比べると極めて少ないことが、ごく最近分かりました。しかし、カテキンなどの他のポリフェノール類が大変多く、特に種皮に豊富に含まれています。ですからより積極的に摂ろうと思ったら、こし餡よりも粒餡のほうが効果的といえます。

一方、アントシアニンはブルーベリーなどに含まれる紫色の色素として知られています。ブルーベリーが目に良いとされて人気を集めているのも、実はアントシアニンの働きによります。網膜に張りめぐらされた毛細血管を保護・強化し、角膜や水晶体などに含まれるコラーゲンを安定化させるからです。ブルーベリーにはアントシアニンが非常に多く含まれているため、この果実が視力の改善に大変効果があるといわれているのです。

また、最近の研究では、小豆に含まれる難消化性デンプン（レジスタントスターチ）に、血清中の総コレステロールを下げる働きのあることも明らかになっています。動物実験によって得られた結果ですが、コレステロールを抑制し、血液をサラサラにする効果が期待されています。

## 9. 活性酸素を退治するポリフェノール

最近、活性酸素という言葉を耳にされることがあるかと思います。老化や生活習慣病に関わるだけでなく、近年ではガンの主要因としても目されているものです。そのような活性酸素に対して、小豆にはそれを消去する効果のあることが分かり、期待を集めています。

そこでまず、活性酸素とはどういうものなのかについて見てみましょう。その名から想像のつくように、活性酸素は酸素と密接な関係があり、酸素が変化してできたものです。酸素は人間が生きていく上でなくてはならないもので、欠乏すると死に直結します。また、食べ物を体内で燃焼しエネルギーに変換する際に、重要な働きもします。

酸素は人間にとって必要不可欠なものなのですが、困ったことに、体に悪い作用をする物質に変わることがあるのです。その物質が活性酸素です。体内で燃焼した酸素の内、活性酸素に変わるのはわずか2パーセントといわれます。また、その存在時間はたったの１００万分の１秒です。ところが私たちの体に及ぼす影響は計り知れないくらい大きいのです。

活性酸素が恐ろしいのは、細胞膜に含まれる不飽和脂肪酸を酸化させ、体に有害な過酸化脂質を作りだし、細胞や組織を破壊することにあります。酸化とは一言でいえば細胞をサビつかせることです。その結果として、一般的に現れるのが老化現象です。運動機能や内臓機能が衰え、物忘れが多くなり、皮膚のシワやシミなどが増え、血管がもろくなって動脈硬化が起きるなどの現象です。以前ですとこれらは単に、加齢によるものと片づけられていたのですが、近年では、活性酸素にその原因のあることが分かってきました。また、白内障、リウマチなどの関節炎、さらには痴呆症にも活性酸素が関与しているとされます。

老化や生活習慣病、ガンなどから身を守り、健康を保つためには、体内に活性酸素が増えないようにすることが重要です。というと、活性酸素ははじめから悪者のようですが、本来はその強い殺菌力で体内に侵入した細菌やウイルスから身を守ってくれる物質なのです。問題が生じるのは、必要以上にそれが増えた場合です。

活性酸素が増える要因の一つは、細菌やウイルスが体内に侵入した時です。それらをやっつけるのは免疫担当細胞の一つであるマクロファージで、敵を溶かし、食べてしまいます。この時、活性酸素が発生するのです。他にも、日常的なストレスや、紫外線、放射線などがあげられます。

そこで活性酸素を増やさないためには、これらの要因をできるだけ招き入れないようにすることです。とはいっても、現代社会ではそれにも限界があります。そこで、活性酸素を取り除く力のある食べ物を、日常的に口にすることがとても大切になります。その代表格が小豆なのです。小豆に含まれるポリフェノールに活性酸素を消去する働きが大変強いからです。この働きを抗酸化活性または抗酸化能といい、今まさに注目が集まっています。

ポリフェノールの名が一般に知られるようになったのは、少し前にブームとなった赤ワインによってでしょう。赤ワインにはポリフェノールが多く含まれ、その代名詞となっている観さえあります。しかし、量の点からみると、小豆のほうが多いといえます。100グラム中に含まれるこの機能性成分の量は、平均的な赤ワインで300ミリグラム前後ですが、北海道産の小豆では300～600ミリグラムにも達します。いかに小豆にポリフェノールが多いかが分かると思います。

小豆に含まれるポリフェノールの種類としては、カテキングルコシドと呼ばれる成分が多く、他にもお茶に多く含まれるカテキン、ソバに多いルチン、ブドウの種子に多いプロアントシアニジンなどがあります。

ポリフェノールが多く含まれ、抗酸化活性の高い小豆を日頃から食べ、体内の活性酸素を退治することにより、アンチエイジング効果が期待できると同時に、活性酸素に起因する疾患から身を守っていただきたいと思います。

## 10. ガン予防にも小豆の煮汁

活性酸素に対抗するのにポリフェノールがいかに重要であるかは、これまで述べてきたとおりですが、このことはまた、ガンを予防する上でも大きな力を発揮します。

最近の研究によれば、ガンの約90パーセントは活性酸素が原因とまでいわれています。それは活性酸素が体内の不飽和脂肪酸と結合し、過酸化脂質を作り出して発ガンを促す他に、重要な遺伝情報を持つ大事な箇所のＤＮＡを傷つけてしまうことがあるからです。もっとも、傷の箇所が少ない場合は、さほど心配はいりません。身体が本来持っている修復システムが働くからです。ＤＮＡポリメラーゼという酵素が傷ついた箇所を切除し、その後、切断された両端を結びつけて正しい塩基配列に直してくれます。

問題は傷ついた箇所が多い場合です。活性酸素をはじめとする有害物質によって多くの傷ができてしまうと、いくらこの酵素がフル稼働しても修復が追いつかないのです。すると正常な細胞がコントロールを失い、ガン細胞となり無制限に増え続けるのです。すなわち、ガンを発症しないようにするためには、遺伝子を傷つける活性酸素を不活性化することが重要であり、それには体内における抗酸化作用を高め、細胞の酸化を防ぐことが大事なのです。

活性酸素が増大しないようにすることが、遺伝子を傷つける危険性を低下させることにつながるのですが、日常生活の中では種々の要因により増えてしまうこともあります。そこで、ポリフェノールが豊富な小豆をはじめとする、抗酸化活性の高い食品を日常的に口にすることが、ガン予防のためには非常に大切となってきます。

実際、小豆にはガン予防の効果があることが、最近の研究によって明らかになっています。その一例として、ヒト胃ガン細胞におけるアポトーシスの誘導といったものがあります。難しい言葉ですが、このアポトーシスとは自己の持つプログラムによる計画的な細胞死のことで、これは本来、増殖制御機構として生理的にコントロールされた、能動的な細胞死です。遺伝子が変異し、アポトーシスが起きないとガン細胞は急速に増殖します。アポトーシスを誘導することがガン予防に期待されるのはそのためです。

小豆の煮汁（エタノール溶出画分）を用いて行われた実験の結果、ヒト胃ガン細胞におけるアポトーシスの誘導が確認され、それによって生じるＤＮＡの断片化が示されています。このように、小豆の有する抗腫瘍活性機構の一つとして、ガン細胞のアポトーシス誘導を促すことにより、ガンを予防する効果のあることが確認されているのです。

## 11．メタボ対策は小豆から

最近、「メタボ」という言葉をよく耳にしますが、お腹が出て太っているだけでは本当の意味での「メタボ」ではありません。メタボリックシンドローム（代謝症候群）とは、内臓脂肪型肥満に加え、高血糖、高血圧、脂質異常のうち二つ以上を合併した状態をいいます。

これらの病気は、お互いが密接な関係をもって発生しており、多く合併するほど動脈硬化を促進して、心筋梗塞や脳梗塞を起こしやすくなります。これらの因子を一つも持っていない人の動脈硬化の発症リスクを1とすると、一つ保有している人では5・1倍、二つ保有している人では9・7倍、三つまたは四つ保有している人、すなわちメタボリックシンドロームの人では31・3倍にリスクは跳ね上がります。

メタボリックシンドロームの診断基準は、日本肥満学会、日本糖尿病学会、日本内科学会など8学会が合同となり、２００５年4月に作られました。そこでは、必須項目として、腹囲（へそ周り）が男性で85センチメートル以上、女性で90センチメートル以上となっており、これは腹部の内臓脂肪面積（ＣＴ検査による）が１００平方センチメートル以上に相当します。この条件に加え、次の3つのうち2つ以上が該当した場合、メタボリックシンドロームと診断されます。

⑴中性脂肪１５０ミリグラム／デシリットル以上、ＨＤＬコレステロール40ミリグ

**★必須項目**

内臓脂肪の蓄積
　ウエスト周囲径　　男性 ≧85cm
　　　　　　　　　　女性 ≧90cm
（内臓脂肪面積 男女とも≧100cm²に相当）

＋

**☆選択項目**（これらの項目のうち2項目以上）

脂質異常
　高中性脂肪血症　≧150mg/dl
　　かつ／または
　低HDLコレステロール血症　＜40mg/dl

高血圧値
　収縮期（最大）血圧　≧130mmHg
　　かつ／または
　拡張期（最小）血圧　≧ 85mmHg

高血糖値
　空腹時血糖　≧110mg/dl

メタボリックシンドロームの診断基準（日本内科学会雑誌, 2005）

ラム／デシリットル未満のいずれかまたは両方

(2)血圧が収縮期（最大）で130ミリメートルマーキュリー以上、拡張期（最小）で85ミリメートルマーキュリー以上のいずれかまたは両方

(3)空腹時血糖が110ミリグラム／デシリットル以上

ここで非常に興味深い、動物実験の結果をいくつか紹介しましょう。小豆のポリフェノール（エタノール抽出物）をマウスの餌に混ぜて食べさせた後に、ショ糖溶液（砂糖水）により糖負荷試験を行うと、血糖値の最大値がショ糖投与60分後に現れ、ポリフェノールを摂取していないマウスに比べ30分遅く、その値も低く抑えられることが分かりました。これは、小豆ポリフェノールが血糖値の上昇を緩やかにし、糖を摂取しても急激な血糖値の上昇を抑制してくれることを意味しています。

また、高コレステロールの餌を3週間摂取した場合、投与開始1週間後から悪玉コレステロール値は高く跳ね上がるのに対し、小豆ポリフェノールを同時に摂取したマウスでは、その上昇程度が低く抑えられました。なお、その場合でも善玉（ＨＤＬ）コレステロール値には変化はありませんでした。これは、小豆ポリフェノールが悪玉

コレステロールの上昇を抑制してくれることを意味しています。

さらに、生後8週間で高血圧を発症する自然発症高血圧モデルラット（SHR）に、小豆ポリフェノールを餌に混ぜて投与した場合、収縮期（最大）血圧の上昇が抑制され、また、加齢が進み高血圧状態となった本ラットに小豆ポリフェノールを餌に混ぜて投与した場合にも、上昇した収縮期（最大）血圧の低下が認められました。これは、小豆ポリフェノールが血圧の上昇を抑制してくれることを意味しています。

では、人体に対する効果はどうなのでしょうか。ここでは、小豆飲料（あずき茶）を用いて、健常人32名に一日3缶（1缶

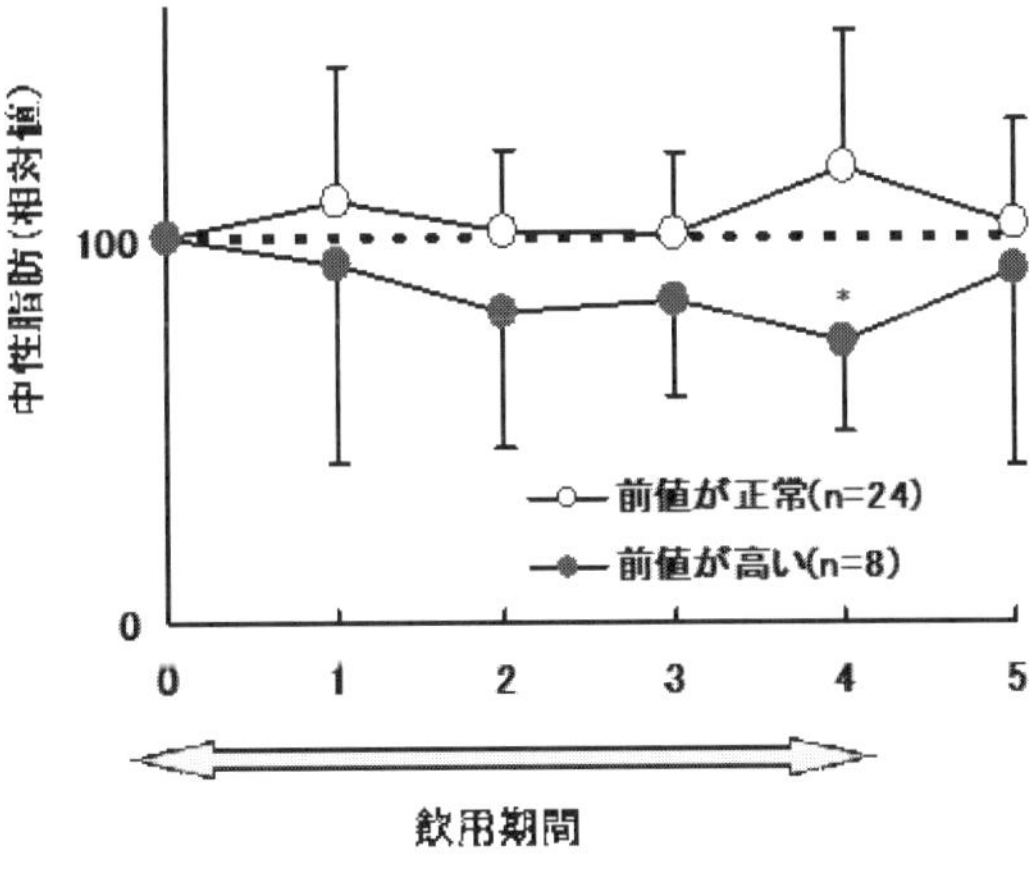


小豆水溶性成分が血清中性脂肪に及ぼす影響
（飲用前を100とした相対値，＊：5パーセント水準で有意差あり）

175グラム、無糖、小豆ポリフェノール105ミリグラム含有）を4週間継続して飲用した場合の例をお示しします。

飲用前（0週目）から飲用終了1週間後（5週目）までの5週間にわたって、数十項目の血液検査を行った結果、血清中性脂肪については、飲用前の値が基準値を超えて高かった8名は、飲用開始4週間目で明らかに低下していました。また、悪玉のLDLコレステロール値は、飲用前の値が基準値を超えていた人のみならず、基準値内の人も含めて、全体の8割以上の人で低下もしくは正常値を維持していました。

さらに、50～60歳代の健常な女性13名に、小豆煮汁加工飲料（100ミリリットル中に667ミリグラムの小豆ポリフェノール含有）または白湯を50ミリリットル摂取し、その5分後に白飯200グラムを摂食して血糖値を測定したところ、小豆煮汁加工飲料を摂取した場合にのみ、食後30分以内の血糖値の上昇が抑制されました。

このように小豆ポリフェノールには、メタボリックシンドロームに関与する、高血糖、高血圧、脂質異常のいずれに対しても抑制効果が認められています。また、小豆に含まれる食物繊維や煮熟により形成されるレジスタントスターチによる肥満予防効果と併せて、メタボ予防に対する効果が大いに期待されます。

# 第4章
# 餡はダイエット食品

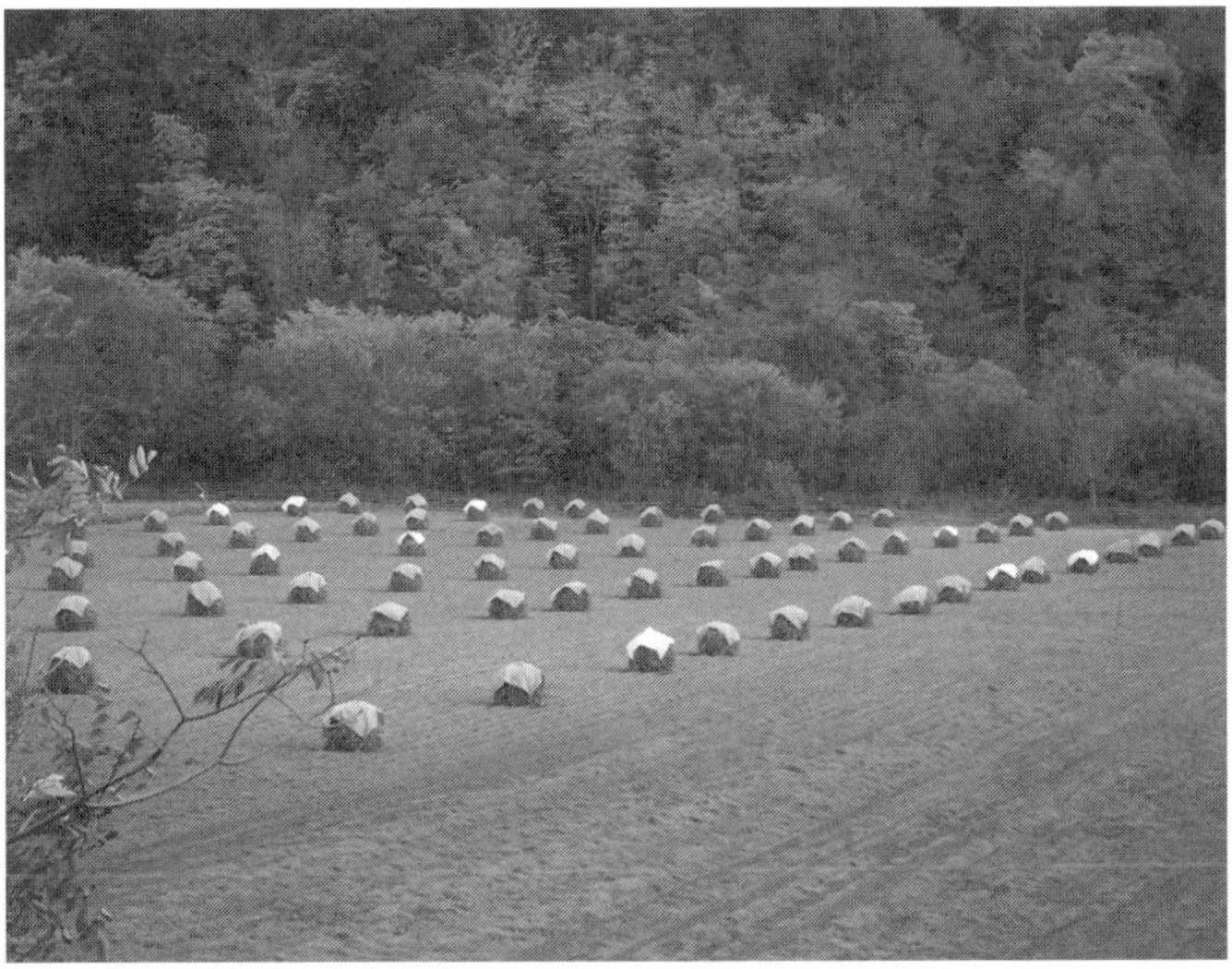

ニオ積みされる豆

## 1. 季節の節目を彩る和菓子

みなさんは、6月16日が何の日かご存じでしょうか。あまり聞いたことがないという人のほうが多いかも知れません。この日は「和菓子の日」なのです。西暦848年（承和15年・嘉祥元年）、疾病などが流行ったこの年に、仁明天皇が御神託に基づいて、6月16日に十六という数にちなんだ菓子や餅などを神前に供え、疫病を除け健康招福を祈誓し、「嘉祥」と改元しました。

「嘉祥」とは文字どおり「めでたいしるし」のことであり、室町時代には「嘉祥の日」に朝廷で、主上に「かづう」（嘉祥の祝の菓子）を差し上げるのが吉例であったといわれます。「嘉祥の祝」は、疫を逃れ、健康招福を願うめでたい行事として、明治時代まで受け継がれていました。この「嘉祥の日」を現代に復活させたのが、「和菓子の日」にあたります。

和菓子には「二つの季節がある」といわれます。一つは、うぐいす餅、桜餅、柏餅、葛饅頭、水羊羹、栗鹿の子など、季節の移ろいとともに作られる和菓子です。その季節の一時期にだけ味わうことのできる和菓子で、その季節が過ぎると次にその季節が巡ってくるまで、店頭から姿を消します。

もうひとつは、季節にさきがけて、梅、桜、菖蒲、紫陽花、牡丹、紅葉など、自然の風物や花などをその形の中に映しとって作られる、季節を装う和菓子です。このような和菓子を手にすることで、日本の美しい四季や風物を身近に感じて、季節を一緒に味わうことができるのではないでしょうか。

かつて、わが国では太陰暦が用いられており、月の満ち欠けに則った生活を営んでおりました。節分、端午の節句、七夕、十五夜など、季節の節目ごとの祝いの習慣は、太陽暦が使われる現在でも、私たちの生活の中に息づいています。このような季節の節目の折々で、人々の暮らしを彩ってきたのが和菓子です。和菓子には日本人の心が映し出されているのです。

## 2. 和菓子を支える餡

和菓子の主原料といえば、小豆をはじめとする豆類や、米、寒天、砂糖などがあげられます。この中でも、小豆から作られる餡は、和菓子にとってなくてはならないものです。小豆の大部分は和菓子に使われるといってもいいくらいで、国産小豆の8割以上が餡などに加工され、和菓子として食されています。

小豆を使った菓子のうち、一番初めに誕生したのは餅であったといわれます。それは奈良時代にまで遡り、正倉院の文書の中にも、小豆餅の記述が見られます。米や麦と一緒に小豆の粉で作られていたようです。

室町時代になると、茶の湯とともに点心が発達しました。点心とは食間の小食のことで、一に羹類、二に麺類、三に饅頭類でした。この頃の羊羹とは、羊の肉が入った汁物のことでした。しかし、当時の日本では獣肉を食べなかったことから、羊の肉に似せて、小豆粉や小麦粉などを練ったものを入れていました。その練り物が取り出されて、蒸羊羹となりました。羊とは関係ないにもかかわらず、それが羊羹と呼ばれる由縁です。なお、饅頭も現在食べられているものとは少し異なるものでした。

現代のような餡の入った和菓子が登場するのは、江戸時代になってからです。特に江戸時代後期には次々と新たな和菓子が登場し、人気の高さは現代のグルメブームにも匹敵するほどだったといわれます。饅頭、羊羹、餡ころ餅、お汁粉、ぜんざい、ぼた餅のほか、季節感を巧みに取り入れた柏餅、桜餅、椿餅、笹団子などが庶民の口に上るようになりました。

たとえば、羊羹は特に上方で発達しました。細長い棹《さお》の形をしているところから「棹物《さおもの》」と呼ばれ、今でもお茶請けとして、なくてはならない一品となっています。元来は蒸羊羹でしたが、江戸時代中期に寒天を使って練り固める練羊羹が誕生すると、こちらが主流になります。形も基本的に今とほとんど変わらなかったようです。

庶民の間で人気の高かったものの一つが団子です。町中の甘味処では、お茶に団子というのが、ごく当たり前の取り合わせであったようです。団子には醤油でつけ焼きしたもの以外に、こし餡を塗ったものもありました。団子とともに庶民の間で好まれていた和菓子が大福です。江戸の頃は町中を練り歩く大福売りの姿があり、火鉢で焼く大福餅は、とりわけ寒い季節には人気だったといいます。

また、現代の人気和菓子であるどら焼に関しても、江戸時代には既に作られ、売られていたとの話があります。銅鑼《どら》を熱した上で焼いたから、どら焼といわれるようになったという説もあります。当初は粉で薄く餡を包んで焼いたものだったようです。きんつばもまた、餡を包んで焼く和菓子ですが、刀のつばにその形が似ているところから付けられた名称であるといわれます。

和菓子はいつの時代にも高い人気を集め、都市部の老舗の中には、朝から買い求める人で行列のできるお店がたくさんあります。人気の高い和菓子の多くは、小豆の餡が使われたものです。並んででも買って食べたいという気持ちを人々に起こさせるのは、やはり餡の舌ざわりとその風味が大きく影響しているからではないでしょうか。餡こそが和菓子のおいしさの本質といえるのです。

## 3. 餡の種類

一口に餡といっても、加工の仕方やその形態によっていくつかの種類に分かれます。製餡方法や形態によって大きく「こし餡」と「粒餡」に分けられたり、加工の程度によって、「生餡」、「練り餡」、「乾燥餡」と呼ばれたりすることがあります。また、手亡《てぼう》や大福《おおふく》といった白インゲン豆から作られる餡は、その色から「白餡」と呼ばれます。

こし餡は、煮上げた小豆から皮を取り除き、ふるいにかけて漉《こ》したものです。これに砂糖を加えて練り上げるのです。なお、皮を除去した状態で乾燥させ、粉末にしたものを晒《さら》し餡といい、乾燥餡と呼ばれることもあります。

粒餡（つぶし餡）は、こし餡とは異なり、ゆでた小豆の皮を取り除かずに、粒のまま砂糖を加えて練り上げたものです。小豆の重量と同じ程度の砂糖を用いて練ります。

小倉餡は、こし餡の中に柔らかく炊いた蜜漬けの小豆が入っているものです。小豆はゆでている間に皮が破れやすいため、弱火で気長に煮る必要があります。この呼称は、京都の小倉山に由来するといわれています。

この他にも、最中には最中用の餡が、どら焼きにはどら焼き用の餡があり、また同じ用途でも和菓子店によっては独自に工夫

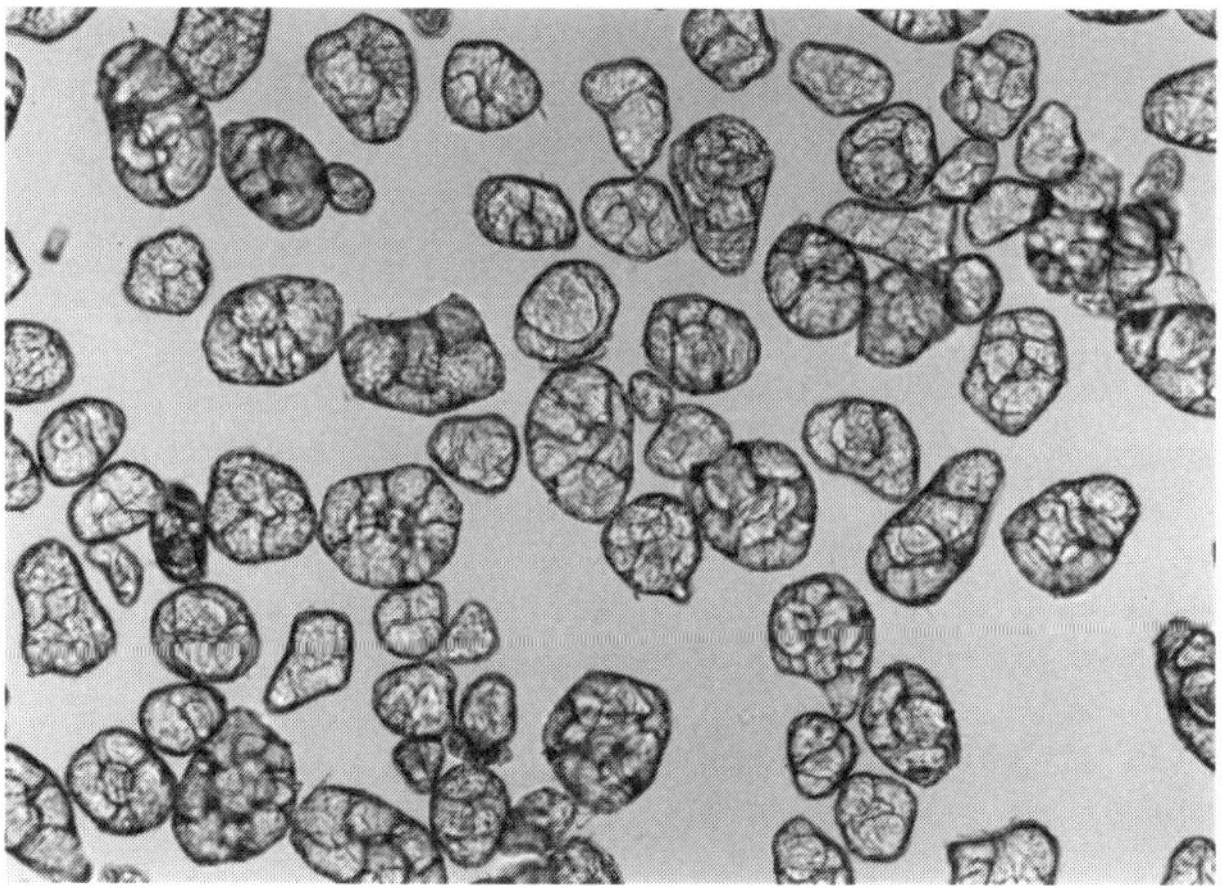

小豆の餡粒子（光学顕微鏡写真）

された餡が使われていたりと、細かく見ていくと数多くの餡の種類があります。
科学的な成分として餡をみてみると、でん粉とタンパク質が主なものになります。小豆に含まれている成分のうち、50パーセント近くがでん粉であり、その次が20パーセントほど含まれるタンパク質となります。

小豆を煮る過程で、細胞の中にあるでん粉粒が水を吸って膨らみ、熱で凝固したタンパク質によって細胞内に閉じ込められます。餡粒子はこの子葉《しよう》細胞と呼ばれる小豆の細胞一つ一つがばらばらになった状態のもので、100マイクロメータ（ミクロン）前後の大きさがあります。和菓子では、この餡粒子を壊さずに、舌ざわりが良く、香り高く仕上げることが重要です。餡作りはまさに、和菓子の命なのです。

## 4. 舌ざわりの科学

食物を口に入れた時に感じる舌ざわり、テクスチャーとも呼ばれるこの食感はおいしさを左右する重要な要件です。舌ざわりが悪いと、食味は著しく損なわれますが、反対に舌ざわりが良いと、その心地いい感触をしばらく味わっていたい気分にさせられます。

これは餡に関しても同様のことで、舌ざわりが重要なポイントとなります。こし餡の場合には、なめらかな舌ざわりが餡の甘味とあいまって、何ともいえないおいしさが生みだされます。粒餡の場合には、適度な柔らかさに仕上がった小豆の粒の食感が甘味と一体となり、絶妙なハーモニーを舌の上で醸し出してくれます。

舌ざわりを支えているのは、餡粒子の大きさと、その粒径の揃い方にあります。粒径とは粒子の大きさを直径で表したものをいいます。レーザー回折式粒度分布測定機という分析機器を使って、餡粒子の大きさを調べると、50〜２５０ミクロンの範囲に分布が認められます。この内、小豆の餡粒子本体は、75〜１５０ミクロンの範囲に分布しています。この中で、食感として最も好ましいとされるのは、１００ミクロン前後の餡粒子です。餡の粒径は普通小豆で小さく、大粒の大納言では大きくなります。

餡粒子の平均粒径やその粒径組成は、小豆の百粒重（百粒の重さ）と関係しています。北海道産の小豆については、百粒重が大きくなるにつれ、１００ミクロン以上の大きな粒子が多くなり、逆に、それ以下の小さな粒子は少なくなります。ちなみに、かつて北海道で一番多く作られていた「エリモショウズ」1粒の重さは約130～160ミリグラム程度、長さは約6～8ミリメートル程度です。十勝地方における2015年産の小豆の収穫量は約4万1千トンなので、1列に並べた長さはなんと200万キロメートルにも達する計算になります。

「きたろまん」、「エリモショウズ」、「きたのおとめ」など北海道産の普通小豆からは、平均粒径が100ミクロン前後の餡粒子が形成されます。この餡粒子を単離し、加糖したものが、一般的にこし餡といわれるものです。百粒重がより小さい小豆からは平均粒径の小さい、すなわち100ミクロン以下の餡粒子ができます。このような餡粒子は、舌ざわりとしてはなめらかでクリーミーなこし餡となります。

一方、兵庫県や京都府の「丹波大納言」や、北海道の「とよみ大納言」に代表される百粒重の大きい大納言からは、平均粒径の大きい、すなわち120ミクロン前後の餡粒子が形成されます。この場合、舌ざわりとしてはややザラッとした感じとなります。このことからも、大納言はこし餡よりも、小豆の粒の食感を味わう粒餡に適しているのです。

私たちの舌は、餡粒子の大きさとして約10ミクロンの違いを感知することができます。大納言の餡粒子のように、平均粒径が大きいとざらつきを感じます。昔から、普通小豆はこし餡に、大納言は粒餡や小倉餡に用いられてきましたが、餡粒子の大きさから考えても、理にかなった使い方ということができます。

## 5. 注目を浴びる餡の機能性

人々を味覚の面から惹きつける餡ですが、餡はそれだけでなく健康面からみても大変優れています。小豆餡は小豆を原料として作りますので、そこに含まれる栄養成分の多くは、餡の中にも取り込まれています。餡を食べることは、健康面からもとても優れた食品を口にしていることになります。

小豆が身体にいいことは昔から知られていました。ただ、何がどのように身体の中で働くのかまではよく分からず、日常の経験から人々に受け継がれていったものと思われます。脚気によく効く、便秘にも効く、二日酔にもいいなどと人から人に言い伝えられ、民間療法の担い手の一つとして、長らく使われてきたのです。医学が発達していなかった当時、小豆を使った民間療法は、私たちが想像する以上に貴重な事であったと思われます。

科学の発達した現代になると、食品中の各種成分が人体へ及ぼす働きが少しずつ解明され、小豆や餡の機能性も栄養学的に立証されるようになりました。なかでも最近、老化やガンの主要因としてあげられている活性酸素を取り除く働きに優れていることが分かってきました。小豆に含まれるポリフェノールにその効果があるとされ、活性酸素によって引き起こされる細胞の酸化を防止することに期待が寄せられています。

さらに注目されるのが、食物繊維に関してです。現代人の食物繊維不足は、戦後、欧米型食生活が広まったことによって起きた弊害の一つといわれています。豆類をはじめ、イモ類やゴボウなどの根菜類、コンブやワカメなどの海藻類をあまり食べなくなったことから、日本人の食物繊維の摂取量は一昔前に比べ大きく減少しています。近年、大腸ガンが急増した原因はここにあると考えられています。それほど重要な食物繊維が、餡にはとても多く含まれています。

また、現代人に不足しがちな鉄、カリウム、カルシウム、マグネシウムなどのミネラルが、小豆やそこから作られた餡には豊富です。さらに餡には、アミノ酸組成に優れた良質のタンパク質が多く含まれるといった点もあげられます。餡の有する身体への健康効果に、改めて注目していただきたいと思います。

ところで、餡や和菓子と聞くと、太りやすい食べ物と思う人がいるようです。砂糖をたっぷり使っているので、そのような印象を持たれるのかも知れません。しかし、それは誤った先入観なのです。この点については、後ほど詳しく説明したいと思います。

## 6. 最強の抗酸化物質「メラノイジン」

小豆にはポリフェノールがとても豊富に含まれていますが、餡に加工した場合は、煮上げる段階でゆで汁に溶出するため、その量は減少します。小豆を煮た段階で60〜80パーセント程度に、粒餡になると20〜30パーセント程度に、こし餡に至っては15〜20パーセント程度と、かなり少なくなってしまいます。しかし、完全になくなることはありません。この点が小豆の特徴であり、重要なところです。野菜の場合では、ゆでている間に細胞が壊れるなどして、ポリフェノールの大部分がゆで汁のほうへ流れ出してしまいます。ところが小豆の場合は、餡に加工した段階でも、一定の量が残るのです。

ではなぜ残っているかといえば、それは餡になる過程での小豆特有の作用によります。小豆のポリフェノールは、赤ワインの原料であるブドウと同様、種皮部分に多く含まれています。小豆をゆでると、種皮のポリフェノールは熱によって煮汁中に溶け出します。ここまでは、野菜をゆでた場合と同じです。ところが、溶け出したままの野菜とは異なり、次の段階で熱によって小豆のでん粉とタンパク質が変性し、餡粒子を形成する際に、いったん種皮から外に溶け出したポリフェノールが餡粒子に再び吸着されるのです。その結果、餡には一定程度のポリフェノールが残るということになります。

ポリフェノールのような物質のことを抗酸化物質（スカベンジャー）と呼びます。本来、私たちの体の中には、このような抗酸化能を有するSOD（スーパー・オキサイド・ディスムターゼ）やカタラーゼといった酵素が備わっていますが、そのパワーは20代をピークに下降し、働きが鈍くなっていきます。そのため、日常的に摂取する食品から補う必要があります。小豆に含まれる抗酸化物質に期待が集まるのはそのためなのです。

ポリフェノール以外にも、豆類には抗酸化物質が含まれています。ビタミンEもその一つです。ビタミンEはヒトの体内で作ることができない栄養素であるため、外から摂らなければなりません。多量に含む食品には、アーモンドやナッツ類、植物油などがあります。小豆はそれらに及びはしませんが、抗酸化物質として力の一端を担うくらいの量が含まれます。他の豊富な食材、たとえばオリーブや大豆製品、緑黄色野菜などと一緒に組み合わせて摂れば、より強力なものになります。

さらに小豆には、餡に加工される過程で、新たな抗酸化物質も生成されます。それはメラノイジンという物質です。小豆に含ま

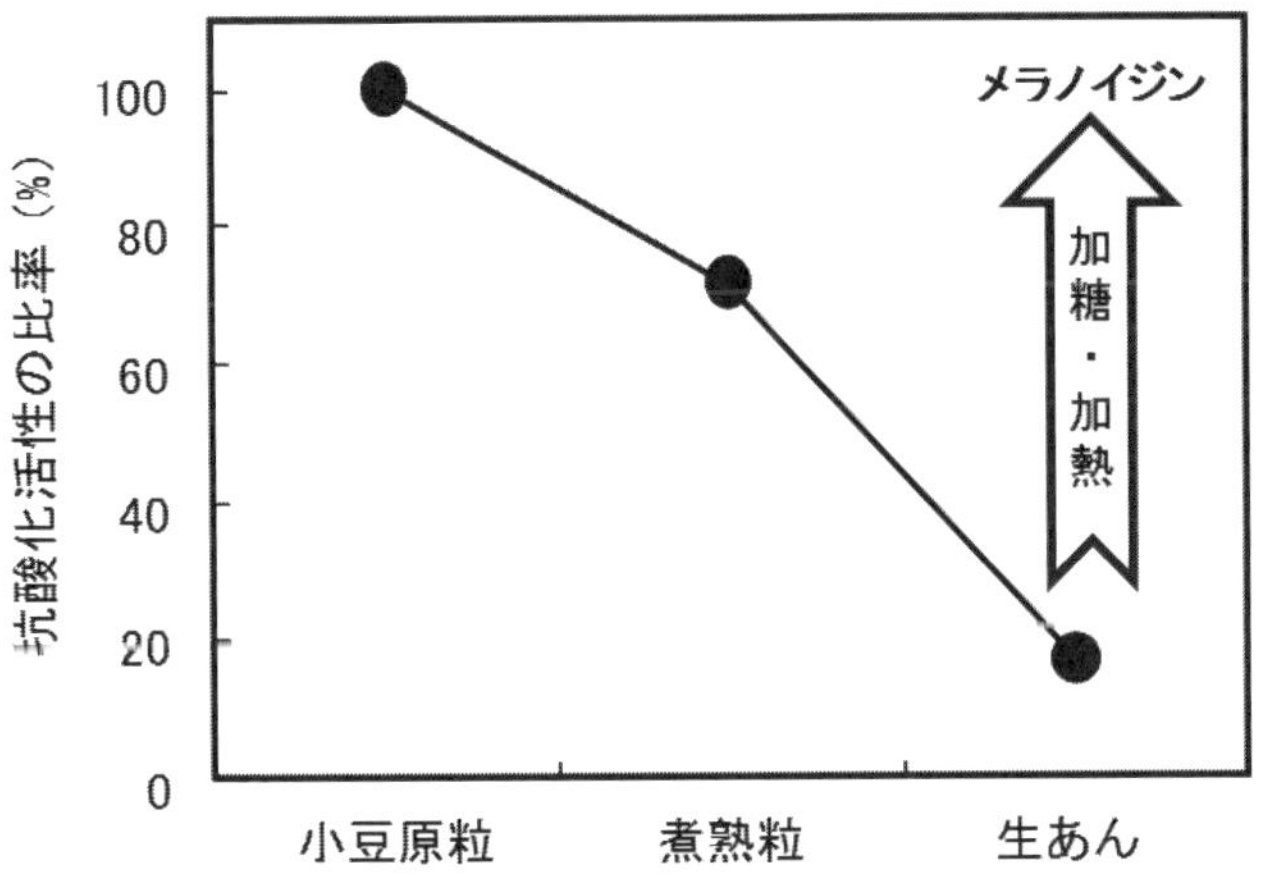


製餡過程における抗酸化活性の変化（相対値モデル）

れているアミノ酸と、製餡過程で加えられた砂糖が、熱によってアミノカルボニル化合物へと変化して生まれるものです。メラノイジンは抗酸化力が極めて強い物質として知られています。

小豆は餡に加工すると、本来持っていたポリフェノールの量は減少します。同様に抗酸化活性をみても、小豆を煮た段階で60〜80パーセント程度に、生餡にまで加工されると15〜20パーセント程度に減少してしまいます。しかし、生餡に砂糖を加えて、加熱しながら練っていくと、最強の抗酸化物質が生まれるのです。このことで、抗酸化パワーは衰えることなく強力なまま保たれます。製餡過程で砂糖を加えることは、単に甘味を添加するという目的だけではなく、保存性を向上させると同時に、抗酸化活性を高く維持するために必要なことだったのです。

## 7. 甘いだけじゃない「砂糖」の食品機能

砂糖は何から作られるのでしょうか。日本ではどちらかというと、サトウキビをあげる方が多いと思いますが、国内生産の約8割はてん菜（ビート）からになります。

ヨーロッパでは、てん菜から作られるのが一般的です。カナダでは、サトウカエデから作られるメープルシロップやメープルシュガーも有名です。

世界的に見ると、砂糖の約7割はサトウキビから作られ、残りの約3割はてん菜から作られます。サトウキビは亜熱帯性の作物であるため、国内では沖縄や南西諸島で作られております。てん菜はやや冷涼な温帯気候が適するため、国内では北海道でのみ栽培されています。

砂糖を食品に加える第一の目的は、甘味付けをする（甘味効果）ことにあります。しかし、砂糖の持つ食品機能は、甘さを加えるだけではありません。食品に砂糖を加えることで、食品の腐敗を防ぎ（防腐効果）、肉などを柔らかくし（柔軟効果）、ホイップクリームやメレンゲの泡立ちを保持し（泡保持力）、パンなどをふっくらと発酵させ（発酵促進）、でん粉の老化を防いでしっとり感を保持し（保水効果）、タンパク質の熱凝固性を改善してプリンプリンとした食感を出す（弾力効果）、食品にボリューム感を与える（造形効果）など、いろいろな働きがあります。

このように、砂糖は食品の保存性を高めたり、柔らかさを保ったりといったさまざまな効果を発揮します。さらに、砂糖は純粋な炭水化物（成分名としてはショ糖）であり、100グラムで391キロカロリー（上白糖）のエネルギーを生み出し、私たちの身体のエネルギー源としても重要な役割を果たします。

砂糖が消化される過程で分解してできるブドウ糖は、私たちの脳のエネルギー源として使われます。体重の2パーセントの重さしかない脳ですが、身体全体の約2割のエネルギーが脳で消費されています。体を動かさなくとも、受験勉強などで頭を使っているとお腹が減るのはそのためです。また、脳は筋肉と違いエネルギーを蓄積しておくことができません。ですから、脳が活発に活動しているときには、和菓子などの甘い物を食べて適度にエネルギーを補給することで、頭の回転を保ち、心をリラックスさせる効果もあるのです。

ところで、毎日甘いものを食べていると、糖尿病になる心配はないのでしょうか。糖尿病が強く疑われる人は2019年で約1196万人に上り、予備軍（糖尿病の可能性を否定できない人）を含めると2251万人にも及ぶとされてます（令和元年国民健康・栄養調査）。

「糖尿病」とは、その名前から糖分の摂りすぎが原因かと思われたりしますが、砂糖などの糖分の摂取量とは直接的な関係はありません。糖代謝の異常によって、血液中のブドウ糖を細胞内に取り込めなくなり血糖値が上昇し、さらには尿中にもブドウ糖が出てくる、耐糖能（血糖の調節能力）の低下した状態、それが糖尿病です。耐糖能が低下するメカニズムによって、Ⅰ型糖尿病（インスリンの供給異常）とⅡ型糖尿病（インスリン非依存型）に分類されます。糖尿病患者の約９割はⅡ型の糖尿病といわれ、遺伝的要因と生活習慣の両者が関与しています。

過食や運動不足などにより肥満になると、血糖値を調節するインスリンの働きが低下し、血糖値の調節に異常をきたします。最近の研究によると、欧米人に比べて日本人は肥満が少ないにもかかわらず糖尿病患者が多く、子供の糖尿病も増えてきているのは、糖代謝や膵臓細胞の増殖に関与するグルコキナーゼという酵素の働きが弱いためではないかともいわれています。

## 8. 〝あん〟と〝パン〟のマリアージュ

小豆の用途としては、製餡原料が主体ですが、北海道産についていえば、製餡用途に使われるのは全体の４割強で、高品質な和菓子に使われるものも同じく４割強あります。その他には、製パン用途や赤飯、汁粉などにも利用されます。

「あんパン」が誕生したのは、今から150年も前（明治7年とされています）のことです。明治初期のわが国では、文明開化によって西洋の文化を積極的に取り入れ、日本最初の老舗のパン屋でも、パン食を普及させるために試行錯誤を繰り返していました。そのような中、酒饅頭の酒種を利用することによって、日本人に受け入れられやすいパン生地を作るとともに、餡と桜の塩漬けを包み込むことによって、日本最初の「あんパン」が誕生したのです。日本の餡と西洋のパンのマリアージュです。

その後、数多くのパン屋さん（ベーカリー）や大手製パンメーカーでも、必ずといっていいほど作られているアイテムが「あんパン」です。パン生地に使う小麦粉の風味と、こし餡や粒餡の甘みと食感が調和し、私たち日本人には忘れられない味となっています。

一般的な「あんパン」は、ふっくらと丸い形をして、パン生地の上にゴマがのっているものが多いかと思います。最近では、デニッシュ生地のものやカステラ生地のようなもの、コッペパン型のパンに餡やクリームを挟んだものなど、新たなバリエーションが生み出されています。餡の種類も小豆餡だけではなく、白インゲン豆を使った白餡、青エンドウを使ったウグイス餡などもあり、一口に「あんパン」といってもさまざまです。

ところで、現在の菓子パンの代表選手としては「メロンパン」があります。「あんパン」と「メロンパン」、あなたはどちらがお好きですか。どちらにも異なるそれぞれのおいしさがありますが、カロリーの面から比べるとどうでしょうか。「あんパン」の場合、こし餡で267キロカロリー、粒餡で266キロカロリーとほぼ同程度であるのに対し、「メロンパン」ではなんと349キロカロリーもあるのです。餡の入っているパンのほうがカロリーは高そうですので、意外かもしれませんが、餡はバターなどの油脂類よりも低カロリーで、健康的な食品です。ダイエット中のあなたなら、どちらを選ぶでしょうか。

## 9. 和菓子でダイエット

和菓子は甘いから太ると思っている方も多いのではないでしょうか。確かに、糖分を摂りすぎると、エネルギーとして消費しきれなかった分が脂肪となって体に蓄積されてしまいます。一日に必要な摂取エネルギーのうち、炭水化物からは60パーセント、脂質から25パーセント、タンパク質から15パーセントを摂るのが日本人にとっては適正なバランスといわれています。一日の必要なエネルギー量が2000キロカロリーの人であれば、炭水化物からの摂取は1200キロカロリーであり、炭水化物300グラムが適切な摂取量ということになります。

一般に、一日の食事で摂る炭水化物の量は250グラム程度ですので、まだ50グラムの余裕があるのです。ごはんなどの主食を食べすぎなければ、この分はおやつから摂っても良いことになります。大福では1個に約45グラム、おはぎでは約40グラムの炭水化物（糖質）が含まれていますが、どれもまだ50グラムには達しません。おやつに和菓子を1個食べる程度であれば、糖分の摂りすぎを気にする必要はなさそうです。

一方、おやつから摂るエネルギー量を一定にしたいのであれば、脂質（1グラムで約9キロカロリー）よりも炭水化物（1グラムで約4キロカロリー）の多いものを選択することで、より多くの量を食べることができます。和菓子に使われる小豆の主成分は炭水化物で、脂質は2パーセントしか含まれていません。白玉粉や上新粉も脂質は1パーセント程度です。このため、バターやクリームなどの油脂類を使っていない和菓子では、洋菓子よりも低カロリーになっています。ショートケーキ1個分（約400キロカロリー）のカロリーで比較すると、大福や今川焼なら2個分に相当し、和菓子のほうが多く食べられる計算になります。

「ダイエット」という言葉は、日本では体重減少に対する効果のみが強調されており、「痩せること」がすなわち「ダイエット」と思い込んでいる人も多いようです。しかし、「ダイエット」という言葉本来の意味は、「規定食」を用いた栄養管理のことであり、栄養士のことをアメリカでは「ダイエティシャン」と呼びます。

近年、誤った理解から生まれたダイエットブームの影響もあって、女性には潜在的な貧血患者が増えています。40代の女性では約23パーセントが、30代の女性でも約21パーセントが貧血状態（ヘモグロビン濃度12グラム／デシリットル未満）で、めまいや冷え性などの貧血症状を訴えています（2017年厚生労働省）。貧血とは、赤血球中のヘモグロビンの量や赤血球そのものが少なくなり、体中に酸素が十分に行き渡らなくなる状態です。病気が原因で発症する場合もありますが、女性に最も多いのは鉄欠乏性貧血です。

日本人の一日当たりの鉄の摂取推奨量（厚生労働省「日本人の食事摂取基準」

2020年版）は、成人女性で10・5〜11・0ミリグラム（妊婦ではこれに2・5〜15ミリグラム付加）ですが、現状の鉄摂取量の平均値は7・5ミリグラム（厚生労働省「令和元年国民健康・栄養調査」）と不足の状態にあります。鉄の欠乏状態が続くと、顔色が悪くなり、あくびが出て疲れやすい、集中力や記憶力が低下する、動悸や頭痛がするなどの症状が出てきます。このような貧血症状を起こさないためには、鉄を多く含んだ食事を心がける必要があります。草餅は一個（こし餡入り約70グラム）で約0・7ミリグラムの鉄を摂ることができます。こし餡であれば、50グラムで約0・8ミリグラムの鉄が含まれています。和菓子は手軽な鉄補給食品ともいえるのです。

また、小豆には糖分を分解してエネルギーに変換するときに必要なビタミンであるビタミン$B_1$が豊富です。このため、和菓子に含まれる糖分は、効率的にエネルギーに変換され、摂取したカロリーはあまり蓄積せずに消費することができるのです。また、脳で使われる唯一のエネルギー源であるブドウ糖が脳に供給されることにより、精神的な安らぎと満足感が得られます。ちょっと小腹が空いたときの空腹感の解消や、精神的な疲労がたまっているときなど、和菓子は最適なエネルギーの供給源となるのです。

さらに、小豆に含まれる食物繊維の約9割は、セルロースなどの水に溶けない不溶性食物繊維です。これは腸の中で水分を吸収・保持し、腸の蠕動運動を活発にするため、便秘の予防・解消につながります。余分な脂肪や有害物質なども吸着し排出します。一方、羊羹などに使われる寒天は、アガロースという水溶性食物繊維（多糖類）からできています。水溶性の食物繊維は、急激な血糖値の上昇を抑制したり、血中コレステロールを低下させる効果があります。また、腸内にいるビフィズス菌などの善玉菌を増やして、悪玉菌の増殖を抑えます。

このように、和菓子は低カロリーでかつ健康を維持する上で必要な成分がぎっしり詰まった、理想的なダイエット食品なのです。そのおいしさに誘惑されて、ついつい次の手が出てしまうのをぐっと我慢して、食べすぎにさえ注意すれば、健康的な心と身体が維持されることでしょう。

## 10. 伝統的なスローフード「和菓子」

　現在の日本における食を取り巻く環境については、食生活の変化、生活習慣病の増加や栄養の偏り、食料自給率の低さ、伝統的な食文化が失われつつあることなど、昔前と比べると急速な変化がみられます。このような状況は他の国でも同様で、自国の食文化が失われつつあることに憂いを持つ人々の間で、「スローフード」という考え方が広まっていることは先述したとおりです。

　スローフード運動は北イタリアのブラという町から始まり、1989年に「スローフード宣言」が出されました。そこでは、「伝統的な料理や食文化を守る」、「良質な食材を作る生産者を守る」、「味覚教育を進める」といったことを3本の柱としており、この動きは日本を含めた世界中に広まっています。

　スローフードの考え方には、消えつつある伝統的な食材や、それを作る生産者を守り、自国の食文化とそれを支える味覚を次の世代に伝えていくために、現在の食のあり方について、改めて問い直す意味が込められているのです。

わが国においても、食の大切さを訴え、信頼できる情報に基づく適切な判断を行う能力を身に付け、生活改善を促すために、２００５年に食育基本法が制定されました（２０１５年最終改正）。食育の目的は、さまざまな経験を通して、安全な食べ物を選択する能力や、食に関する知識を身に付け、健康で豊かな生活を実現することにあります。

和菓子といえば、饅頭、大福、羊羹、団子、おはぎ、草餅、桜餅、柏餅、最中、たい焼き、どら焼きなど、どれもなじみの深いものばかりです。季節の節目や、お祝いの日など、人生の大切な日に彩りを添えるのが和菓子です。

古来より日本では、中国をはじめとする海外の国々の影響を受けながら、日本独自の文化を創り上げてきました。和菓子もまた、遣唐使が中国から持ち帰った「唐菓《からくだ》子《もの》」や、安土桃山時代に渡来したオランダ人やポルトガル人がもたらした「南蛮菓子」を受け入れ、新しいものを生み出してきました。今日、私たちが目にする和菓子の多くは、江戸時代になってから考案されたものです。日本人独自の創意工夫を加えて、独自の文化として育んでいくことにより、今でも親しまれる数多くの和菓子が生まれたのです。

これまで、日本は長寿国としての地位を築いてきており、世界保健機関（WHO）が2000年に提唱した、寿命から病気やけがの期間を差し引いた「平均健康寿命」においても、日本は世界のトップを歩んできました（2019年：男女平均74・09歳、世界第1位）。このような健康寿命の長さには、私たちの食生活が重要な役割を果たしてきました。食について関心を持ち、食文化に関する知識を深め、自ら考える習慣を身に付けるための取り組みが「食育」であり、その基本となる考え方が「スローフード」であるといえます。

平安の時代から綿々とつながっていた「嘉祥の祝」、菓子や餅などを神前に供えて健康招福を祈る習慣は、現代では忘れ去られているかも知れませんが、和菓子を食べる際にはその文化と歴史にもちょっと思いを馳せたいものです。私たち日本人が、和菓子を食べて日本茶を飲んだときに感じる「ほっ」と癒される感覚は、長い食文化の歴史を通して、私たちの遺伝子に刻み込まれたものなのかも知れません。

第５章

# まだまだある「豆の力」

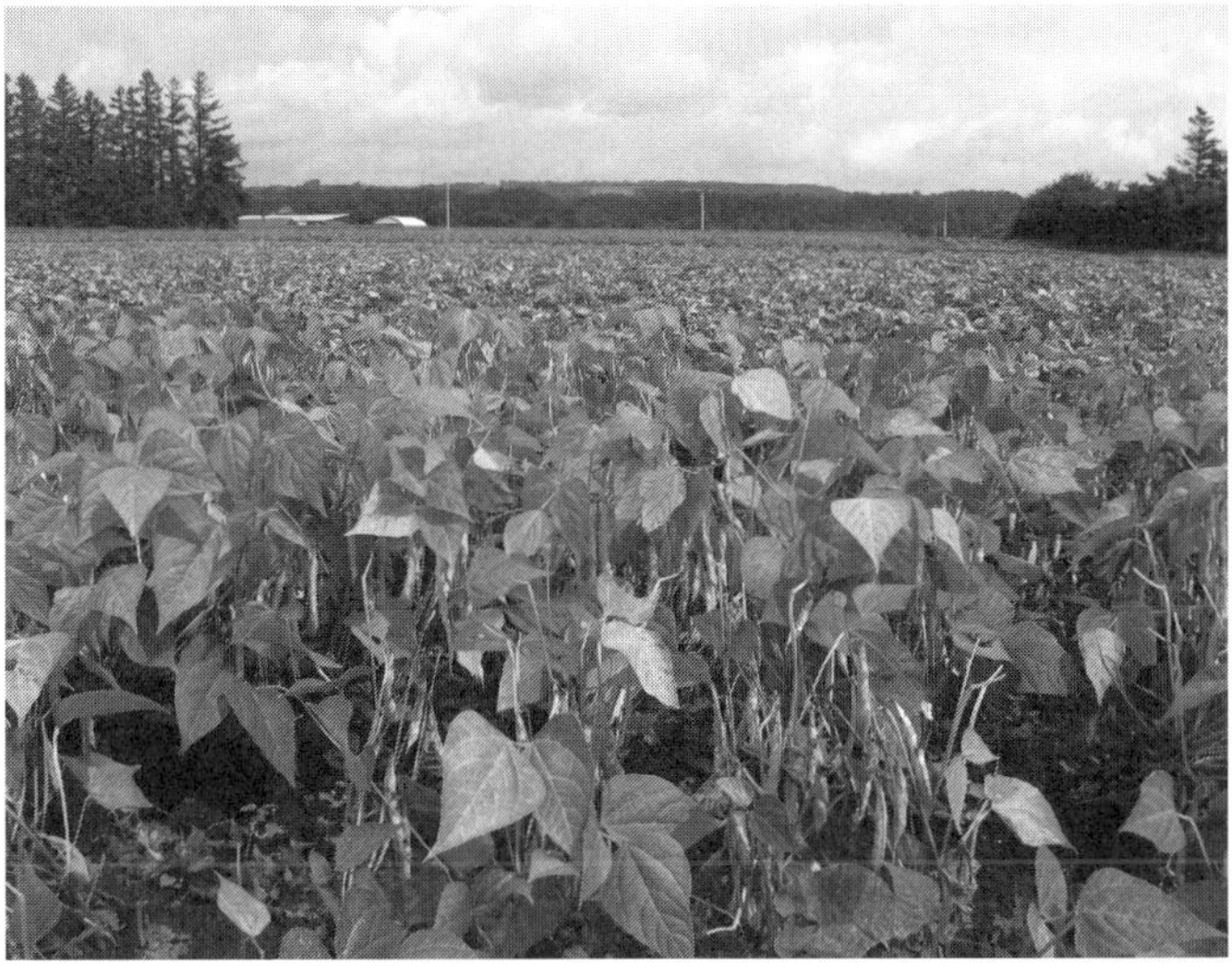

収穫期を迎えた金時豆

## 1. いろいろある豆の種類

私たちが一般に「豆」と呼んでいる作物は、植物分類学上ではマメ科に属します。世界的には、マメ科の植物は18000種を超えます。この中には、クローバやアルファルファのような牧草から、ニセアカシアの木のように街路樹に使われるものまで、その大きさや姿形も千差万別です。

豆類のうちで、私たち人間が食用に供するものは、70種くらいといわれています。これらの中で、日本で古くから栽培され、食されているものとしては、ササゲ属、インゲン属、ソラマメ属、エンドウ属、ダイズ属、ラッカセイ属の6属の豆類になります。

ササゲ属の中には、「アズキ」と「ササゲ」があります。「アズキ」は「普通小豆」と呼ばれる主として餡の原料になる小粒品種と、「大納言」と呼ばれる大粒品種の2種類に分けられますが、どちらも同じ「アズキ」という種に属します。

インゲン属には、「インゲンマメ」と「ベニバナインゲン」という2つの種があります。「インゲンマメ」の種類としては、「金時豆」、「うずらまめ」、「虎豆」、「大福《おおふく》豆」など一般的には煮豆になるもの、あるいは「手亡《てぼう》豆」など白餡の原料になるものがあります。

一方、「ベニバナインゲン」とは「花豆」とも呼ばれるもので、「白花豆」や「紫花豆」があります。「インゲンマメ」と「ベニバナインゲン」は似ていますが、種が異なります。「ベニバナインゲン」はつる性で、どんどんつるを伸ばすと同時に花を咲かせます。なお、「インゲンマメ」にも「虎豆」や「大福豆」のようにつる性のものもあります。

この他にも日本で栽培されている豆類と

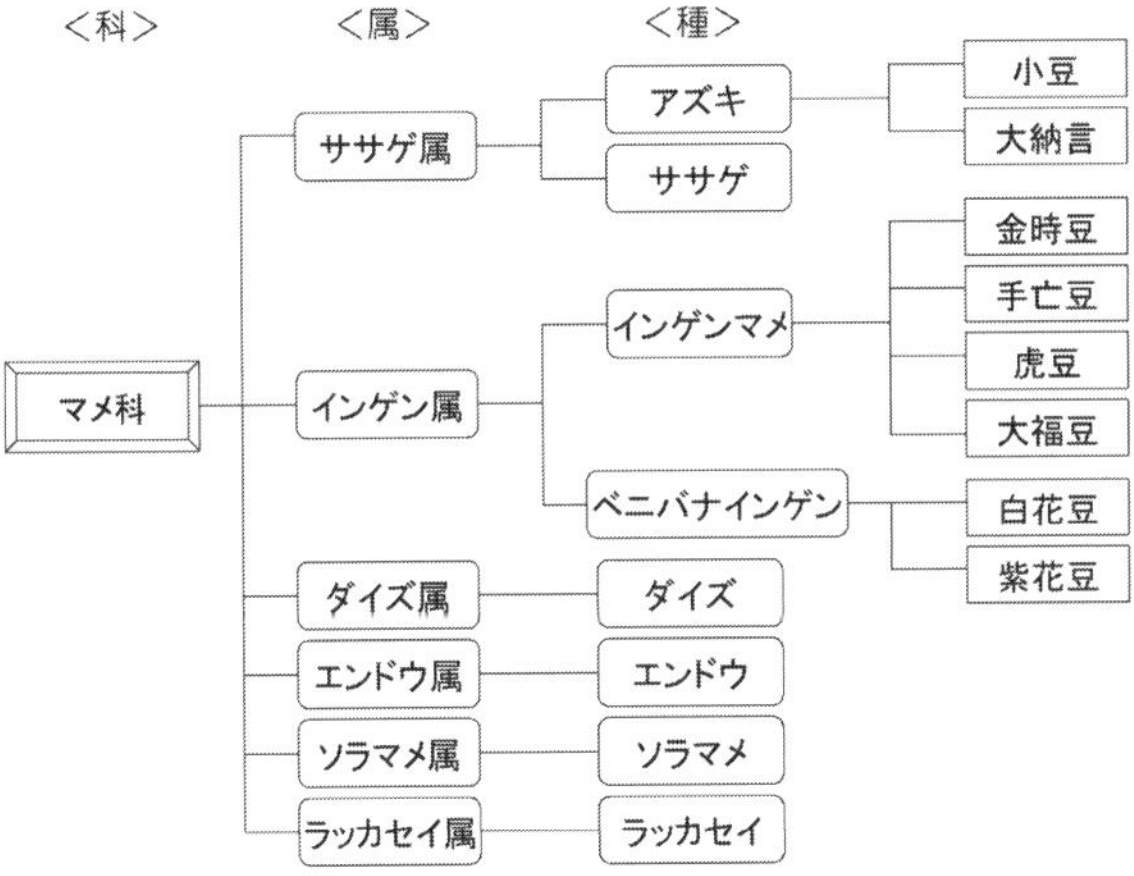


日本で栽培されている豆類の種類

しては、「ソラマメ」、「エンドウ」、「ダイズ」、「ラッカセイ」がありますが、これらは種名が属名と同じになっています。また、最近よく目にする「ヒヨコマメ」の栽培を試みる生産者もいるようですが、高温・乾燥を好む本種は、日本での商業栽培は難しいようです。

植物分類学的に分けるとこのようになりますが、栄養学的には「高脂質の豆類」と「でん粉質の豆類」に分類できます。前者には、大豆や落花生などが含まれ、脂質が多いのが特徴です。後者には、小豆、ささげ、インゲン豆、えんどう、そら豆などが属し、炭水化物を50パーセント以上含むのが特徴です。

植物学的分類や栄養学的分類の他にも、別の分類方法があります。その一つが色によるものです。赤、青、黄、黒の4色に分類できます。赤には小豆、ささげ、赤えんどう、金時豆などがあり、青にはそらまめ、黄には大豆、黒には黒大豆がそれぞれの代表になります。これは東洋医学でいう「五色の理論」にも当てはまるもので、色によってそのパワーもまた異なります。

豆類ほど世界中で作られ、古くから食されている作物は他にありません。原産地も世界中のいろいろな地域に及んでいます。小豆以外では、大豆は北東アジア、ささげはアフリカ、インゲン豆や落花生はアメリカ、そら豆、えんどうは地中海やメソポタミア、緑豆やレンズ豆はインド、ひよこ豆やひら豆は地中海やメソポタミアといったように、生まれた地域もさまざまです。

このように、世界のいろいろな地域で栽培され、その国の人だけでなく、海を越えて多くの人々の口に上るのは、乾燥した豆は保存がきき、長距離輸送に適していることがあげられます。しかも栄養が豊富で、他の穀物の足りない分を補うことができるという、素晴らしい利点に基づきます。１９８７年に世界ガン研究基金が発表した「ガン予防に有効な15ヶ条」という報告書の中でも、「ガンを予防するためには、豆類を毎日欠かさず食べること」と明記しています。

大豆は豆腐、納豆、油揚げ、味噌、醤油などの原料として、日本人の食生活には欠かせません。また、インゲン豆は世界中の多くの国で食されており、日本でも小豆や大豆に続いてなじみ深い豆です。この章では、これらの豆にスポットを当てることで、小豆とはまた異なる「豆の力」を知っていただきたいと思います。

## 2. 世界中で食されるインゲン豆

数ある豆の中でも、インゲン豆は世界中で最も食べられている豆といえましょう。種類も多く、金時豆や虎豆など日本で名が知られているものだけでも、その数はたくさんあります。かつては、小豆、緑豆、ツルアズキ、モスビーンなどもこの仲間に入れられていましたが、現在ではこれらの豆は、ササゲ属に分類されています。

インゲン豆については、中南米のあたりで紀元前8千~7千年頃には既に栽培されていたと推測されています。アメリカ大陸で作られていたインゲン豆がヨーロッパ大陸に伝わるのは、コロンブスのアメリカ新大陸発見によります。タバコ、綿、カボチャ、ジャガイモなどと一緒に持ち帰ったことに始まります。

わが国に入って来たのは17世紀のことで、隠元禅師によって中国からもたらされたと伝えられます。ただし、実際にはこれはインゲン豆ではなく、「ふじ豆」という別の種類であったとの話もあります。しかし、その名前は禅師にちなんで付けられたまま今日に至っているのです。

インゲン豆がわが国で栽培されるようになるのは、明治に入ってからです。北海道の開拓により、アメリカ産の種子が輸入されたことから始まりました。今でも国内産のインゲン豆は、その大部分が北海道で栽培されています。

インゲン豆の外観的な特徴はなんといっても、多様な色にあります。豆全体が真っ白な白色系と、色の付いている着色系の2種に大別されます。着色系にも単色のものと斑紋入りのものがあり、さらに斑紋入りにも普斑種と偏斑種の2タイプがあります。

インゲン豆は世界中で食されていますが、海外の国々で最もよく食卓に上るのが煮込み料理です。中でも有名なのが、西部劇などでおなじみのポークビーンズでしょう。他にも、メキシコのチリコンカン、ブラジルのフェジョアーダなど、それぞれの国を代表するインゲン豆料理としてよく知られています。ヨーロッパでも人気が高く、とりわけイタリア、スペイン、ポルトガルでは毎日のように食卓に上るといわれます。煮込み料理以外にも、スープや豆サラダにも使われ、家庭料理になくてはならない存在となっています。

## 3. 日本で作られるインゲン豆

日本で栽培されているインゲン豆も種類が多く、それぞれ異なる特徴を持っています。わが国の代表的なものといえば、まずは金時豆でしょう。国内産のインゲン豆は、その9割以上が北海道で作られていますが、そのうちの約6割を占めるのがこの金時豆です。なかでも「大正金時」は、最大の生産量を誇ります。昭和初期に十勝地方の幕別村で在来種から見つけられ、大正村で量産されたことから、この名が付きました。粒が大きく、鮮やかな赤紫色が特徴です。そこから単に赤インゲンと呼ばれることもあります。

後に品種改良が進み、さらに大粒の「北海金時」、「福勝《ふくまさり》」、「福良《ふくら》金時」や、病気にも強い「福寿《ふくじゅ》金時」、大粒で多収の「かちどき」、病気にも強く多収のニューフェイス「秋晴れ」（2019年十勝農業試験場育成）といった品種が生まれました。他にも、白い種皮色の「福白金時」などがあります。

金時豆は粒の形が良く、味や食感も優れていることから、煮豆に適した豆として人気です。また、洋風の煮込み料理に使われるほか、甘納豆の素材としても重要な存在となっています。

次に虎豆についてです。北海道ではインゲン豆は菜豆《さいとう》とも呼ばれ、なかでも手竹が必要なつる性のものを高級菜豆と呼びますが、虎豆は大福豆、白花豆などとともに、高級菜豆として流通しています。白地に濃黄褐色と淡黄褐色の斑紋が入っており、そ

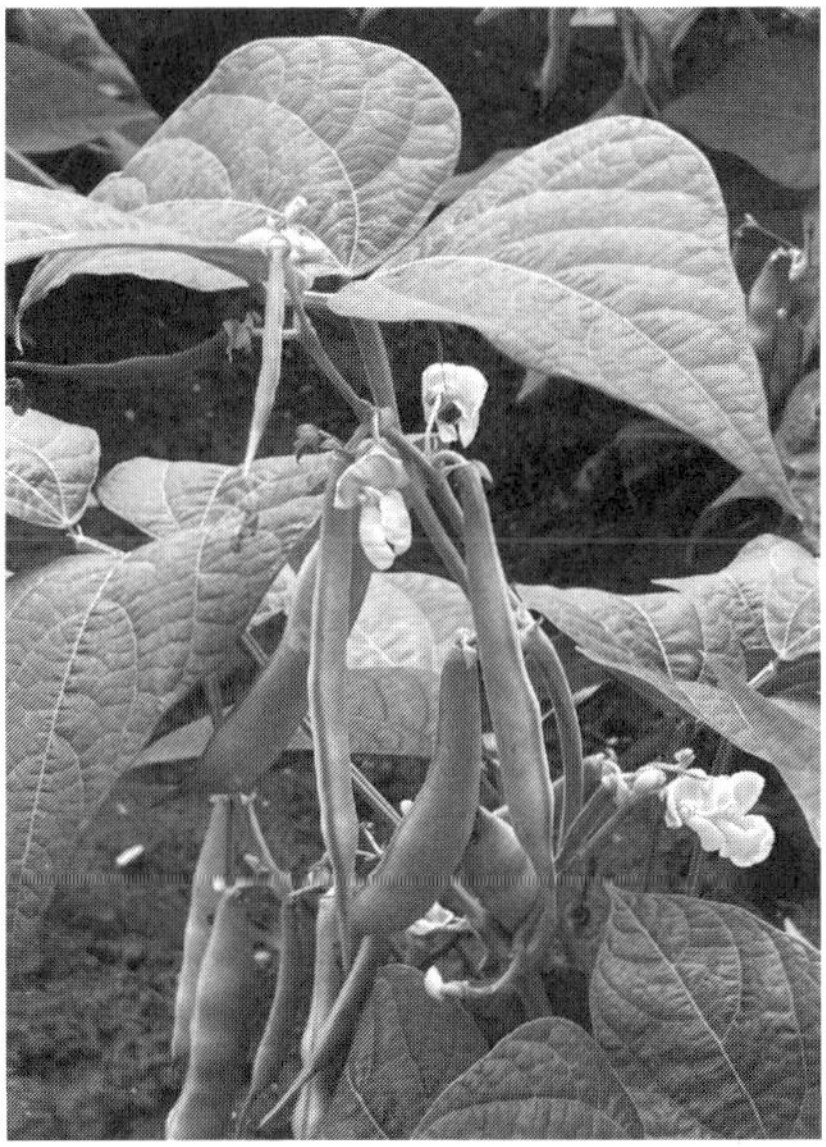

赤インゲン豆「大正金時」の花と莢

れが虎の模様に似ていることから、この名が付いたとされます。明治時代にアメリカのマサチューセッツ州コンコードから導入され、栽培が始まりました。北海道では胆《い》振《ぶり》地方やオホーツク地方を中心に生産されています。

虎豆は豆の皮が柔らかく、煮えやすいのが最大の特徴です。しかも煮豆にすると粘りがあっておいしく、大変人気のあることから、「煮豆の王様」とも呼ばれるほどです。

虎豆の次はうずら豆です。その名のとおり、種皮の模様が鶉の卵に似ています。円筒形をしていて、淡褐色の地に赤紫色の斑紋を持ちます。なかでも「福粒中長《ふくりゅうちゅうなが》」と「福うずら」の2品種は、良質で多収の品種です。わが国には明治時代、アメリカ産の種子が導入され、北海道大学の前身である札幌農学校で作られるようになったのが始まりです。北海道では主に十勝地方や石狩地方で生産されています。煮豆や甘納豆などに利用されます。

手亡豆もインゲン豆を代表する豆です。種皮の色の白さから、大福豆とともに白インゲンとも呼ばれます。その美しい白色を活かして、ほとんどが白餡の原料として用いられます。かつては、粒の大きさによって大、中、小の3種類がありましたが、小手亡と中手亡は時代とともに淘汰され、現在、手亡豆といえば大手亡を指します。

品種としては、「姫手亡」、「雪手亡」、「絹てぼう」、そして安定した収穫が見込める最も新しい品種「舞てぼう」（2023年十勝農業試験場育成）が現在、大手亡として出回っています。手亡という呼び名は少々変わっていますが、これは支柱に用いる手竹がいらないことに由来します。

他には大福豆があります。大粒で腎臓の形をした平たい豆です。手亡豆と同様、白色の美しさから白インゲンとも呼ばれます。「大福」、「洞爺大福」といった品種があり、高級菜豆の代表として知られます。

大福豆がよく使われるのは甘納豆です。これだけで全体の約4割を占めます。また、味の良さと白色であることを活かして、煮豆や和菓子の原料の他、お正月のきんとんにも用いられます。この食習慣は、九州、中京、関西地方で根強いものがあります。大福豆の栽培は胆振地方が中心で、全体の半分以上がここで生産されます。続いて多いのがオホーツク地方で、この2つの地域で全国の栽培面積のほとんどを占めます。

インゲン属の仲間であるベニバナインゲンについては、北海道では白花豆と紫花豆が栽培されています。それぞれ、白色あるいは鮮赤色の鮮やかで大きな花を咲かせます。花豆という名が付いているのは、このことに由来します。美しい花が特徴であることから、江戸時代にわが国に伝わった時は、もっぱら観賞用に栽培されていました。食用として作られるようになったのは明治に入ってからで、札幌農学校で栽培されたのが最初です。本格的に生産されるのは大正時代になってからです。大福豆と同様に、煮豆や甘納豆の原料として使われます。

## 4. 洋風料理に向く新しい赤インゲン豆

これまでにわが国で生産されていたインゲン豆は、煮豆用途が主で、他には餡や甘納豆など、甘く味付けして食するものでした。しかし近年、食の多様化と健康志向の高まりにより、従来の加糖製品だけではなく、サラダやスープ、煮込み料理などの洋風料理においても、インゲン豆の消費が増加してきています。

ミックスビーンズサラダなどで見かける赤インゲン豆としては、米国産の「ダークレッドキドニー」などが用いられています。その理由としては、「加工後も種皮色が赤く鮮やかである」、「加熱後も煮崩れしない」といった調理加工特性が国内産の金時類と比べて優れている点にあります。

このため、洋風料理としての用途には、水煮後の色落ちが著しい「大正金時」などの国産赤インゲン豆ではなく、主に海外産のレッドキドニービーンが使用されていました。しかし、食品加工業者などからは、生産地や生産年による品質変動の大きいレッドキドニービーンに代替することのできる、洋風料理への加工適性に優れた国産原料の安定供給が求められていました。

このようなニーズに基づき、国内初となる洋風料理向け加工適性に優れた赤インゲン豆の新品種「きたロッソ」が、北海道総合研究機構十勝農業試験場によって育成され、２０１７年に北海道優良品種に認定されました。「きたロッソ」の成熟期および

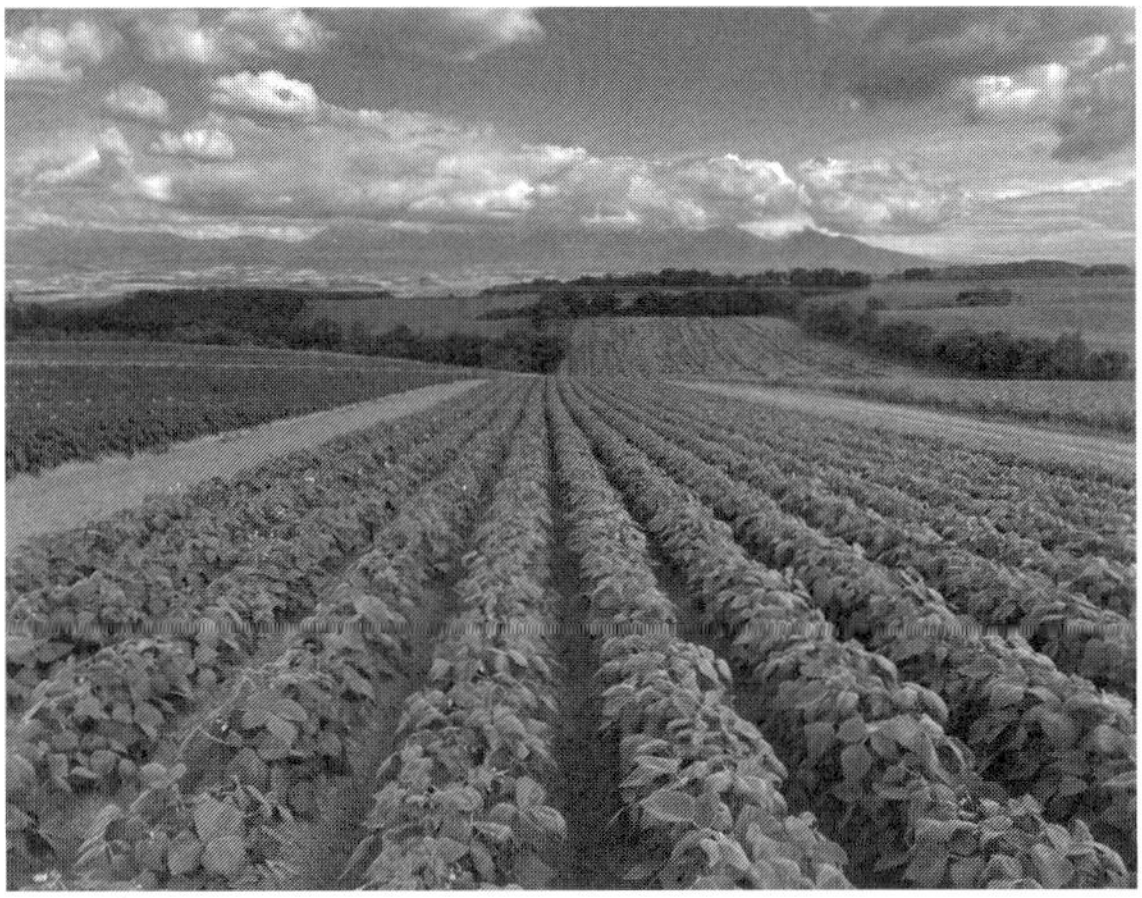

生育中の赤インゲン豆「きたロッソ」

収量性は従来品種の「大正金時」と同等であり、秋播き小麦の前作物として栽培可能なことから、北海道のインゲン豆作付け地帯において広く栽培が可能な品種です。

「きたロッソ」は、煮熟した後もレッドキドニービーンと同様に赤色が鮮やかで、煮崩れも少なく、外観品質および調理加工特性は、海外産のレッドキドニービーンに類似しています。飲食店における評価では、外観や食味は米国産「ダークレッドキドニー」よりも良好で、食感は「きたロッソ」のほうが柔らかいと評価されています。また、煮豆や豆サラダを製造販売している大手加工業者からも、煮熟後の外観（色・形状）が優れていると評価されています。

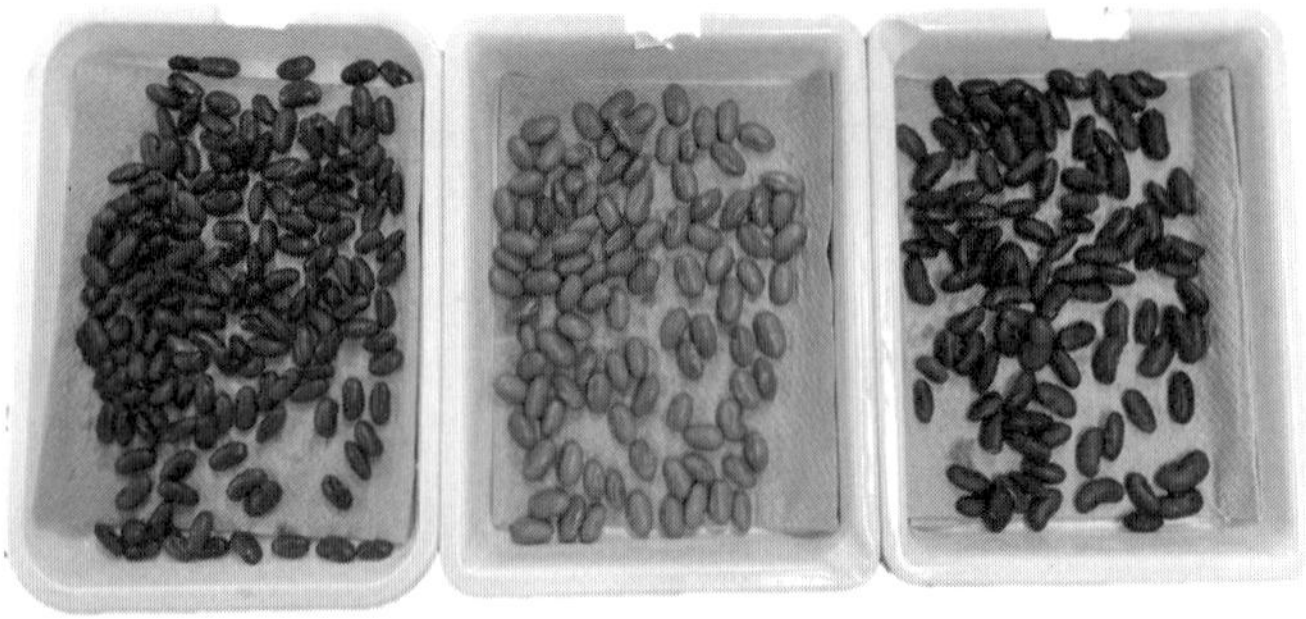

きたロッソ　福良金時　レッドキドニー

水煮後の種皮色の比較

このように、洋食レストラン等において、レッドキドニービーンに代わる恒常的な利用が期待できるとともに、今後、調理加工製品が製造販売されることにより、さらなる用途拡大につながることが期待されます。

## 5．移り行く大豆の生産地

小豆と並び、古くから日本人の食生活を広く支えてきたのが大豆です。大豆の原産地は中国東北部といわれ、「ツルマメ」または「ノマメ」から分化してできたものと考えられています。国内では沖縄を除いて全国的に作られておりますが、北海道が全国の40パーセントを超える生産量（２０２３年産で11万５６００トン）を誇ります。

大豆の加工食品といえば、ざっとあげてみるだけでも、豆腐、納豆、味噌、醤油、煮豆、おから、ゆば、凍豆腐、豆乳など実にたくさんあります。しかし、現在の大豆加工用途全体の約８割は食用油としてであり、食用として使用されている量は２割程度となっています。なお、国産の大豆については、ほとんどが食用として使用されています。

大豆を古くから食生活に取り入れていたのは、やはり中国です。4千年も前から栽培され、紀元前11世紀には華北地方一帯で広く生産されていたとみられます。米、麦、粟、黍《きび》、稗《ひえ》の五穀の一つとして栽培され、古代の周の時代には、すでに煮て食べていたという記録があります。6世紀の『斉民要術《せいみんようじゅつ》』という農書には、大豆の加工法や発酵食品の作り方まで載っていて、この頃にはすでに大豆の加工食品が普及していたと思われます。

大豆が朝鮮半島を経由してわが国に伝わったのは、少なくとも弥生時代より前と思われます。縄文時代の遺跡から炭化した大豆が出土しておりますが、これが野生種だったのか、それとも栽培によるものかまでは分かっていません。

日本の文献に初めて登場するのは小豆と同じで『古事記』においてです。穀物起源神話の中にでてきます。オオケツヒメの鼻から小豆が生えてきたように、尻から大豆が生えたと記されています。

小さい豆と書いて小豆、大きい豆と書いて大豆ですが、これらは古代中国で使われていた名称がそのまま日本に伝わり、今日まで残ったものです。ただし当時は大きさの違いからそう呼んでいただけで、必ずしも現在の小豆と大豆を意味するものではありませんでした。その後、中国では大豆のことを「菽《しゅく》」、小豆のことを「荅《とう》」と呼ぶようになりました。

わが国に伝来してからは、大豆の呼び名はいろいろと変遷します。平安時代には「於保末女《おほまめ》」、平安中期には「万米《まめ》」と呼ばれ、江戸時代には「万米」と「久呂万米《くろまめ》」の二つの呼び名がありました。この頃には黄大豆と黒大豆に大別されていたことが分かります。

伝来当初は煮豆や煎り豆にして食べられていましたが、奈良時代に入り、味噌や醤油の源流の穀醤《こくびしお》として利用されるようになりました。大豆が広く栽培されるようになるのは鎌倉時代以降です。また、江戸時代には、黄大豆は味噌を作る原料として、また黒大豆は薬用の大豆と考えられていました。なお、漢方で耳にする大豆黄巻《だいずおうけん》とは、黒豆を発芽させてもやしにし、それを乾燥させたもので、解毒、利尿、鎮痛に効果的とされます。

現在では、わが国で使用する大豆の大部分が輸入に頼っています。年間の需要量は３６０万トン前後に達するのですが、国内自給率はわずか６〜７パーセントにすぎません。自国で作られていたピークは１９２０年（大正９年）と記録されていますので、約100年も前のことになります。

そのような状況のわが国と比べ、今日の大豆の主要生産国といえばアメリカです。日本に入ってくる大豆もその約7割がアメリカからです。アメリカに次いで輸入量が多いのがブラジル、次いでカナダとなっています。なお、最近では中国からの輸入量は著しく減少しており、大豆の原産地である中国が、世界最大の輸入国（最大の消費国でもある）となっています。

大豆がヨーロッパを経由してアメリカに伝わったのは比較的新しく、最初に試作されたのは19世紀初頭といいます。アメリカで本格的に栽培が始まったのはさらにその約100年後の20世紀直前です。第二次世界大戦後には大々的に大豆栽培が広がり、今では一大生産国となりました。

なお、アメリカでは大豆は食品ではなく飼料として栽培されており、油を絞った後の脱脂大豆は家畜の餌として流通しています。このため、アメリカで栽培されている大豆の大部分は、大規模生産に向くように除草剤耐性を持たせた遺伝子組み換え大豆（GMO）となっております。

## 6. 大豆が作る元気の素

数ある食品素材の中で、大豆ほど栄養に富んだものは他に類を見ません。三大栄養素から各種ビタミン、機能性成分まで、健康維持に必要な成分がぎっしりと詰まっています。

なかでも、誰もが真っ先にあげるのがタンパク質です。「畑の肉」といわれるほど豊富で、肉類を上回る量が含まれます。１００グラム当たりでみると、大豆には約34グラム含まれているのに対し、肉や魚は多くが20グラム前後で、いかに大豆にタンパク質が豊富であるかが分かります。

大豆のタンパク質は、量が多いだけでなく質も優れています。それは、体内で合成されず外から摂る必要のある必須アミノ酸9種類をバランスよく含んでおり、とりわけリシンが基準以上に多いことによります。この点については小豆のところでも説明しましたが、リシンが足りない米と一緒に組み合わせて食べることでそれを補い、タンパク質を効率良く摂ることができるのです。

それだけではありません。大豆タンパク質が優れているのは、悪玉コレステロールを低下させる働きがある点です。悪玉コレステロールが血管の内側にたまると血管が狭くなり、血液が流れにくくなります。それによって起きるのが動脈硬化で、心筋梗塞、狭心症、脳梗塞などの原因となります。さらに追い打ちをかけるのが活性酸素の存在です。この活性酸素が悪玉コレステロールを酸化させ、さらに血液の流れを悪くします。日頃からコレステロールを摂りすぎないことが大事ですが、大豆食品を積極的に食べることで、悪玉コレステロールを減らすことができます。

また、大豆タンパク質は分解されるとペプチドという物質になり、これにも肥満防止や血圧を降下する作用があります。コレステロールの吸収抑制という点では、植物ステロールと呼ばれる脂質にもその働きがあります。

タンパク質に続いて元気の素を作りだしているのがビタミン類です。特に大豆にはビタミンB群が大変豊富です。炭水化物を分解してエネルギーを生み出す際に欠かせないビタミン$B_1$は、精白米の10倍近くも含まれます。でん粉が分解されてできるブドウ糖は、脳や神経の唯一のエネルギー源です。そのためビタミン$B_1$が不足すると、脳に十分なエネルギーが供給されないため、思考能力が衰えたり精神状態が不安定になったりします。最近は、イライラしたり、キレやすい人が多くなっているといわれますが、そのような方には大豆をたくさん食べてほしいと思います。

ビタミンＢ群の中ではビタミン$B_2$や$B_6$も豊富です。タンパク質の分解にはビタミン$B_6$が必要です。脂質を分解してエネルギーに転換する際にはビタミン$B_2$が必要であり、過酸化脂質を分解して、これを作りにくくします。

他にも、老化防止に効果のあるビタミンＥも大変多く含まれています。ビタミンＥはその抗酸化作用により、老化やガンを予防するだけではなく、血管の収縮を促す神経伝達物質の生成を抑え、毛細血管を拡張することにより、頭痛や肩こり、冷え性などの血行不良による症状も緩和してくれます。

これだけを見ても、いかに大豆が優れた食品素材であるかがお分かりいただけるかと思います。まさに大豆は、元気を作りだす素なのです。

## 7.「大豆の力」で健康生活

大豆の特筆すべき成分はまだまだあります。その一つがイソフラボンです。これはポリフェノールの一種で、抗酸化作用があります。さらに、女性ホルモンのエストロゲンとよく似た構造を持つことで、更年期障害や骨粗鬆症の予防に効果を発揮します。特に女性にとっては強い味方といえましょう。

大豆のイソフラボン含有量は、北の地域で栽培するほど高くなる傾向にあり、北海道産大豆は他府県産に比べて高い値となっています。これは、大豆の登熟期間（花が咲いてから子実が成熟するまでの期間）の気温が低い方が、イソフラボン含量が高くなるといった関係があるためです。

イソフラボンは大豆の胚芽の部分に多く含まれており、通常は糖が結合した「配糖体」（ダイジンなど）という形で存在しています。イソフラボンに結合している糖がはずれたポリフェノール本体の部分をアグリコンと呼びます。私たちの体の中では腸内細菌の力により、イソフラボンはアグリコンの形（ダイゼインなど）となって体内に吸収されます。日本の伝統食品である味噌などの発酵食品では、麹菌の力によってあらかじめアグリコンが多くなっており、イソフラボンを吸収しやすい食品といえます。

また、腸内細菌によるダイゼインの代謝物であるエクオールは、エストロゲンと類似した効果を発揮する物質として、注目を浴びています。しかし、自らの腸内細菌でエクオールを産生できる日本人女性は2人に1人といわれています。最近ではサプリメントも多く出回っておりますが、腸内環境を整えることにより、エクオール産生菌の働きはより活発になりますので、日常の規則正しい食生活を心がけましょう。

次に注目したい成分が大豆サポニンです。サポニンとは、小豆の説明で述べたように、ゆでた時にでる泡の成分です。「配糖体」と呼ばれる物質の一種で、さまざまな植物に含まれています。サポニンの働きとしては、ブドウ糖が中性脂肪に変化するのを抑制し、ガンや動脈硬化、過酸化脂質の生成を抑えます。また、小豆のポリフェノールと同様に、活性酸素を除去する働きが大豆サポニンにはあります。多くの病気が活性酸素によって引き起こされるとみられているだけに、大豆サポニンの働きには大きな期待が寄せられています。

サポニンとともに注目したい成分がレシチンです。リン脂質の一種で、水と油を混ぜ合わせる乳化作用があるため、昔からマヨネーズ作りに用いられてきたものです。レシチンの持つこの乳化作用は、私たちの身体に対しても有効で、血管に付着したコレステロールを溶かして、動脈硬化を防止する働きがあります。

またレシチンは、脳細胞間の情報伝達を担うアセチルコリンの材料になる成分でもあります。頭の働きを活性化することから、大豆をたくさん食べることで、ボケ防止につながることも期待されています。卵黄はこのレシチンが大変豊富なことで知られていますが、大豆にもこの機能性成分が豊富です。

他の豆類と同様に、大豆にも食物繊維が豊富です。豆類の中ではインゲン豆や小豆よりは劣るものの、100グラム中に21・5グラム含まれます。野菜の中では大変多いとされるゴボウでさえ100グラム中に5・7グラムですから、いかに多いかが分かります。

ところで、一般に大豆というと、多くの方が黄白色の豆を思い浮かべるかと思いますが、青や黒など他の色の大豆もあるのです。中でもよく知られているのが、おせち料理でおなじみの黒豆（黒大豆）です。

黒豆は昔から民間療法によく使われてきました。一番よく使われていたのが咳止めです。黒豆をゆでて、煮つめたものを口にすると気管支炎や喘息など呼吸器系の病気に効果があるとされます。また、デトックス（解毒）作用もあり、腎臓の働きを高めるためにも利用されます。さらに健胃作用や整腸作用にも優れ、二日酔や食中毒にもよく効くといわれます。

日本の伝統食品としては、味噌や納豆のような発酵食品が多く存在し、その原料には大豆が多く使われています。麹菌や納豆菌のような微生物の働きによって、大豆を発酵させることで、新たなパワーが付加されます。

納豆にはナットウキナーゼという納豆菌の生産する機能性成分が含まれ、血管にできた血栓を溶かし、心臓病や脳卒中の予防に役立ちます。また、納豆菌の合成するビタミン$K_2$（メナキノン）は、大豆に本来含まれるビタミン$K_1$（フィロキノン）の50倍近くの量があり、出血時の血液を凝固させる働きがあると同時に、骨の形成を助けま

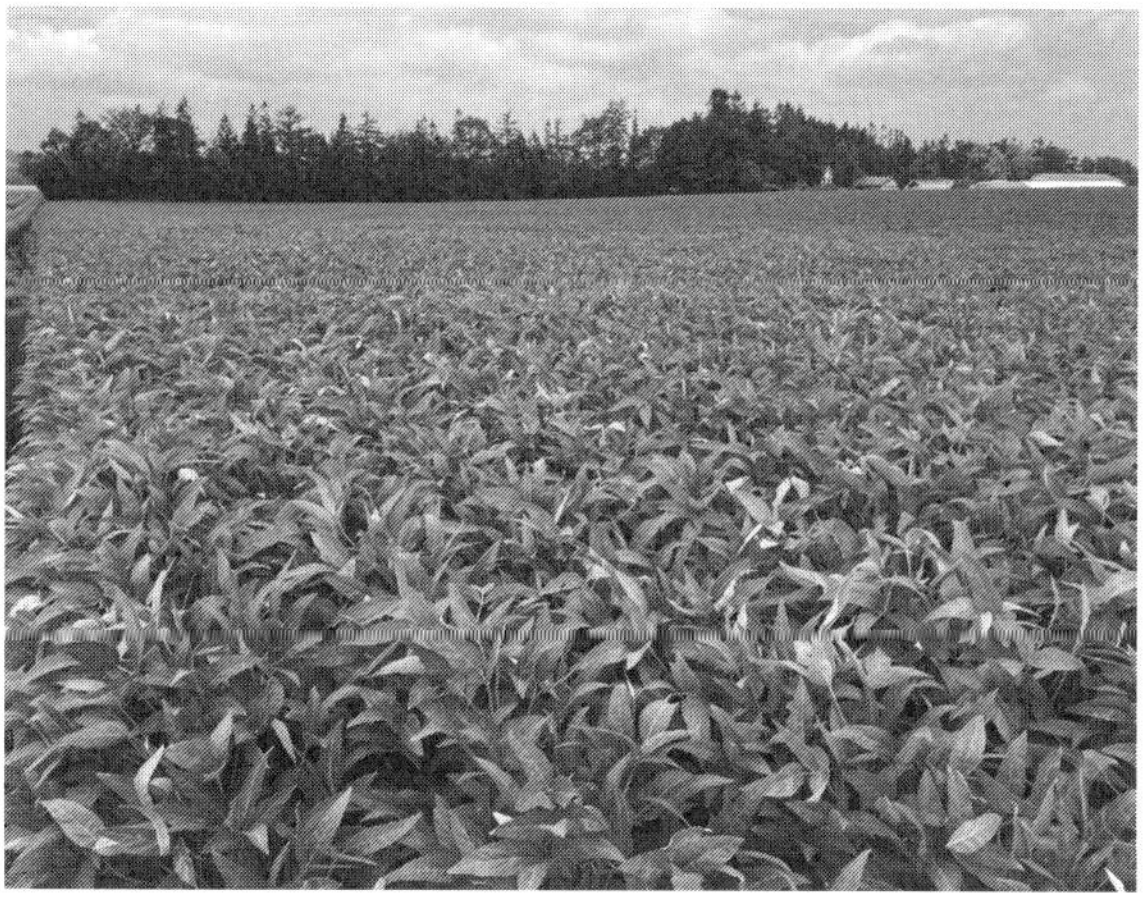

納豆用小粒大豆「ユキシズカ」

す。大豆に豊富に含まれるカルシウムやイソフラボンとの相乗効果により、骨粗鬆症の予防としては最強になります。

このように、日本人の食生活となじみの深い大豆は、小豆やインゲン豆に勝るとも劣らない素晴らしい機能性が数多く認められており、私たちの健康維持に必要な成分が詰まった総合健康食品であるといえます。

## 8. 最強のビーガン食「大豆ミート」

海外から日本を訪れるインバウンドの旅行者の増加に伴い、宗教的な理由や健康上の考え方などにより、肉や魚を食べないベジタリアンや、それに加えて卵や乳製品も食べないビーガンといった方々も増えています。最近では、このような菜食主義の方々に提供する食事やレストランが話題に上ることも多くなってきました。

肉や魚、卵や乳製品を摂取しない場合、食事の栄養バランスを考える際に最も問題となるのが、タンパク質についてです。野菜からだけでは、どうしてもタンパク質の摂取量が足りなくなり、それを補う植物性食品が必要となります。このような時に強い味方となるのが豆類で、その中でもとりわけ大豆はいろいろな場面での活躍が期待できます。

和食では、味噌、醤油などの調味料や、納豆のような発酵食品、豆腐、油揚げなどを使ったお惣菜と、数多くの登場場面がありますが、最近では牛乳に代わる豆乳や、お肉に代わる大豆ミートが注目を浴びています。大手コーヒーチェーン店における豆乳ラテの人気、ホテルのレストランにおけるビーガン食メニューの展開など、目を見張るものがあります。

従来、大豆は「畑のお肉」と呼ばれ、そのタンパク質含有量は、動物の肉や魚肉に勝るとも劣らないことで知られています。抽出されたタンパク質は、加工食品素材として、保水性、乳化性、結着性や食感改良といった機能を有しています。このため、分離大豆タンパク質、組織状大豆タンパク質、繊維状大豆タンパク質といったものが、畜肉や魚肉の加工製品に副原料や肉状食品として使われてきました。

加工製品におけるこれまでの利用法は、副原料としてか増量剤的なものが多く、その風味も大豆臭さが気になるなど、決して牛肉や豚肉の代わりになるようなものではありませんでした。しかし近年では、エクストルーダーと呼ばれる高温・高圧加工機の進化や加工条件の改良により、味や風味も改善され、その食感も畜肉と区別がつかないレベルに達しています。

最近では、いくつもの食品メーカーから、ミンチタイプ、フレークタイプ、ブロックタイプなど、数多くの形状のものが出されており、北海道産の大豆を原料とした製品も作られています。その用途やレシピも拡大しており、挽肉やスライス肉の代わりに大豆ミートを使った料理などでは、言われないとそれとは気づかないものもあります。

乾燥タイプの製品は、畜肉のように冷蔵や冷凍保管の必要がなく、常温での長期保存がききます。さらに、牛肉や豚肉に比べると、低脂質で高タンパク質、さらに低コレステロールで食物繊維が豊富に含まれているといった、大変ヘルシーなプラントベース食品なのです。

最強のベジタリアン・ビーガン食である大豆ミートは、どのような料理にも使えるエコフレンドリーなタンパク質食品素材といえます。これからの私たちの食卓に、日常的に使われる必須のアイテムとなるのではないでしょうか。

## 9. 豆は現代人の強い味方

豆類は栄養学的にみても、大変優れた食品です。機能性成分以外では、目立って多いのがミネラルです。カルシウム、リン、マグネシウム、カリウム、鉄のいずれもが豆類には多く含まれます。

とりわけカルシウムは、豆類の中では大豆が抜きん出て多く、「でん粉質の豆類」の中ではインゲン豆が多くなっています。大豆では１００グラム当たり１８０ミリグラム、インゲン豆では１４０ミリグラムが含まれており、これは牛乳（同１１０ミリグラム）よりも多い量になります。豆類以

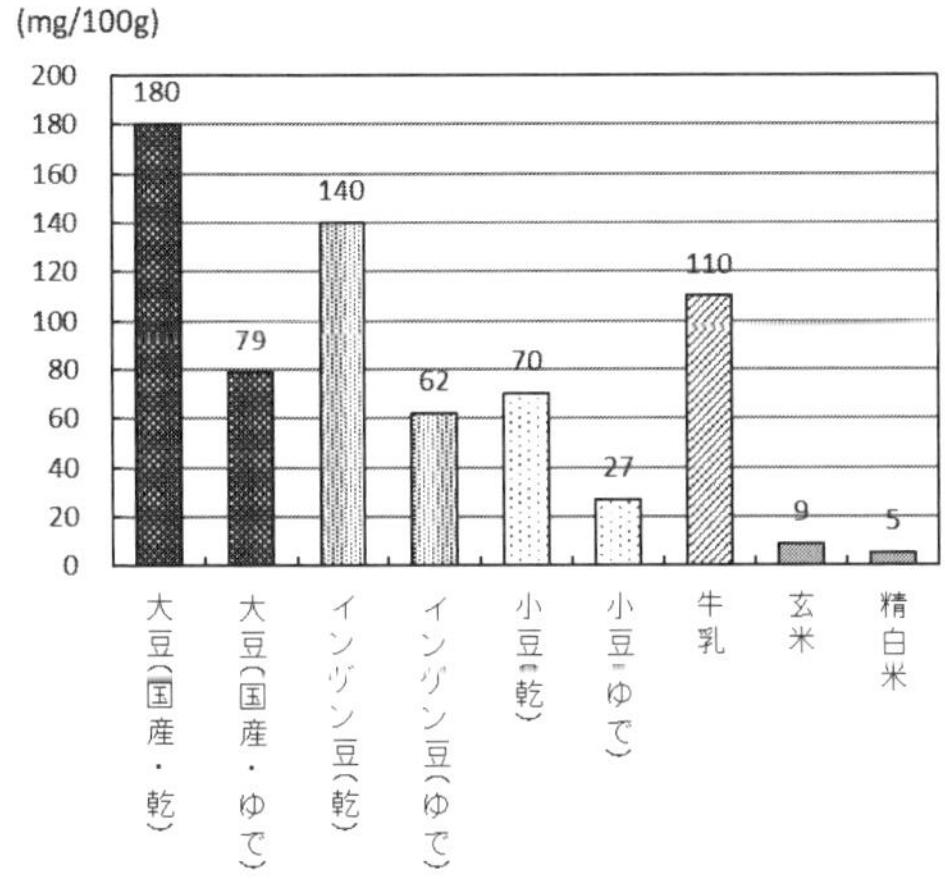


カルシウム含有量の比較（可食部100グラム当たり）

外の食品では、牛乳やチーズなどの乳製品をはじめ、小魚や小松菜などにも多く含まれています。

カルシウムは日本人の成人の体内には約1200グラム存在し、これは全体重の1・5~2・2パーセントに相当します。そのうちの99パーセントが骨や歯に、残り1パーセントが血液などの体液と筋肉などの組織に存在しています。カルシウムは骨や歯を作り、これらを丈夫に保つ上で欠かせないばかりでなく、筋肉の運動や神経の働きなど、生命の維持活動になくてはならない重要な栄養素です。

カルシウム不足に関連して、近年問題となっているのが骨粗鬆症です。血液中のカルシウムが不足すると、骨に存在するカルシウムがそれに充当されます。そのため骨の密度が減少し、だんだんとスカスカの状態になっていきます。骨がもろくなり、些細なことで骨折したりして、寝たきりになる場合もあります。

また、このところ「キレる」子供が増えているのも、カルシウム不足と関係があるのではないかといわれています。というのも、最近の若者はハンバーガーなどのファストフード、ポテトチップスなどのジャンクフード、甘味料を多く含む清涼飲料水などを好んで口にします。そのためカルシウム不足に陥り、結果的に、精神のいらだちとなって現れるのではないかというのです。

それでなくても、カルシウムは以前から日本人に最も足りない栄養素でした。現在もこの傾向は変わらず、他の栄養素が所要量を上回っているのに対し、この成分だけは不足したままです。ですから、私たちは日常の食生活の中で、特に意識して摂るように努めなければなりません。

そこでカルシウムを効率的に摂る方法としても、豆類をお勧めしたいと思います。インゲン豆や大豆は煮豆としてのみならず、洋風の煮込み料理やサラダの具としてもおいしく、いろいろな食べ方で口にすることができます。

慣れ親しんだ食べ方の豆腐、味噌、納豆など、これら大豆加工食品でも結構ですが、最近では粉体状の大豆として、きな粉だけではなく大豆粉も注目され始めています。小麦粉や米粉に次ぐ「第三の粉」ともいわれ、「生大豆粉」と「焙煎大豆粉」に大別されます。

大豆粉はグルテンフリーかつ低ＧＩ（グリセミックインデックス30程度）の食材として、パンやクッキーなどに添加したり、揚げ物の衣として使ったりすることができます。また、米粉の一部を大豆粉に置き換えて、団子などの和菓子を作ることもできます。

豆として利用する場合にも、インゲン豆や大豆は煮豆としてのみならず、洋風の煮込み料理やサラダの具材としてもおいしく、いろいろな食べ方で口にすることができます。このように、現代人に不足するミネラルの摂取源としてみた場合も、豆類は大変強い味方なのです。毎日の食卓に上るさまざまな料理に、是非、いろいろな豆を使っていただき、美しく元気な身体を維持してもらえればと思います。

## おわりに――世界に広がるアズキのチカラ

欧米諸国や南米、インドなどの国では豆類を非常に多く消費していますが、小豆を食べることはほとんどありません。日本では、小豆は甘くして食べるものといった印象がありますが、欧米諸国では餡の甘さはなかなか受け入れられないようです。東アジアの一部の国や地域（日本、中国、韓国、台湾など）を除いては、豆類を甘くして食べること自体がまれなのです。

ベジタリアンやビーガンの多い欧米諸国などでは、インゲン豆やレンズ豆、ヒヨコ豆などの豆類が、タンパク質の供給源としても重要視されています。これらの豆類には20パーセントを上回る量のタンパク質が含まれており、大豆ほどではないにしろ、他の穀類と比較するとかなりの含有量になります。

これらの国では、ポークビーンズやチリコンカン、フェジョアーダのように、豆類はトマト味やチリソース味、コンソメ味や塩味など、甘くない味付けで食されています。通常、これらの料理に小豆が使われることはありませんが、「煮小豆製法」により硬めに調理すると、食感を含めて洋風料理の味付けにも合うようになります。また、煮込み料理やスープで食する場合には、ポリフェノールやミネラル、ビタミンB群などの水溶性成分も、逃がすことなくしっかり摂取することが可能です。食物繊維も大変豊富に含まれるため、美容と健康を考えるなら、小豆が断然おすすめです。

日本の長い食文化の歴史の中で、小豆は、私たちの人生の節目を彩り、季節の移ろいを表現する和菓子や和食の素材として、欠かせない存在でした。しかし、小豆は和の食材のみに限定されるものではありません。英語でも "Adzuki Bean" または "Azuki Bean" と表記されます。いろいろな味付けで調理することにより、日常の食事における利用範囲が広がり、どの国の料理ともマッチします。

私たち日本人が、小豆の新しい食べ方として、洋風の味付けで食することはもとより、世界各国の人々に小豆の持つ素晴らしい効力を知っていただき、他の豆類と同様に、日常の食事においても食べていただきたいと思います。日本発の古くて新しい食文化として「アズキのチカラ」が世界中に広がり、ユネスコの世界無形文化遺産となった「和食」と同様に、世界的にその素晴らしさが認知される日も、そう遠くないかも知れません。

最後になりましたが、本書の執筆に際しては、北海道立総合研究機構農業研究本部（農業試験場）における研究成果をはじめ、数多くの諸先輩方の研究成果や文献、農林水産省や厚生労働省などのホームページにおける情報、そして名寄市立大学における食品開発学研究室（加藤ゼミ）の学生による卒業研究の成果などを参考にさせていただきました。

また、本書の企画段階からアドバイスをいただき、多大なお力添えをいただいた、出版プロデューサーの山口晴之氏に感謝いたします。

２０２４年８月

加藤　淳

【参考文献】


青木直己「和菓子の歴史」筑摩書房（2017）

科学技術・学術審議会資源調査分科会「日本食品標準成分表（八訂）増補2023年」文部科学省（2023）

加藤淳「小豆でぐんぐん健康になる本」BABジャパン（2003）

加藤淳「北海道発　農力最前線」BABジャパン（2007）

加藤淳「小豆の力」キクロス出版（2013）

加藤淳「「あずき」のチカラはこんなにすごい！」KKロングセラーズ（2015）

加藤淳「あずき毒出しスープ」河出書房新社（2022）

加藤淳「最強のあずき力」KKロングセラーズ（2022）

加藤淳・宗像信子監修「すべてがわかる！「豆類」事典」世界文化社（2013）

姜尚美「あんこの本」京阪神エルマガジン社（2010）

国分牧衛編「豆類の栽培と利用（作物栽培体系5）」朝倉書店（2011）

国分牧衛・石本政男・村本光二・加藤淳・谷口亜樹子編「豆類の百科事典」朝倉書店（2024）

食品機能性の科学編集委員会「食品機能性の科学」産業技術サービスセンター（2008）

鈴木繁男監修「餡ハンドブック」光琳書院（1975）

須見洋行・矢田貝智恵子「食品機能学への招待―生活習慣病予防と機能性食品」三共出版（2013）

相馬暁「人と豆の健康十二カ月」チクマ秀版社（1996）

寺尾純二・下位香代子監修「ポリフェノールの科学」朝倉書店（2023）

十勝農業試験場アズキグループ「アズキの絵本」農文協（2006）

津志田藤二郎他「地域農産物の品質･機能性成分総覧」サイエンスフォーラム（2000）

日本栄養・食糧学会監修「フリーラジカルと疾病予防」建帛社（1997）

日本栄養・食糧学会監修「大豆タンパク質の加工特性と生理機能」建帛社（1999）

日本作物学会編「作物学事典（普及版）」朝倉書店（2012）

日本豆類基金協会「北海道における豆類の品種（増補版）」（1991）

日本豆類基金協会「明日の豆作り」（2024）

日本豆類基金協会「雑豆に関する資料」（2024）

原田久也監修「種子の科学とバイオテクノロジー」学会出版センター（2009）

北海道アズキ物語出版委員会「北海道アズキ物語」（2005）

橋本仁・高田明和編「砂糖の科学」朝倉書店（2006）

水島裕監修「アンチエイジング・ヘルスフード」サイエンスフォーラム（2008）

松山善之助他「黒ダイズ　機能性と品種選びから加工販売まで」農文協（2003）

藪光生「和菓子 WAGASHI」角川学芸出版（2015）

藪光生「新和菓子噺」キクロス出版（2017）

山内文男・大久保一良編「大豆の科学」朝倉書店（1992）

渡辺篤二監修「豆の事典」幸書房（2000）

Lumpkin & McClary “Azuki Bean : botany, production, and uses” CAB INTERNATIONAL（1994）

**加藤　淳（かとう じゅん）**
農学博士
1958年北海道帯広市生まれ。
現在　ホクレン農業協同組合連合会　農産部雑穀課　特任技監
前名寄市立大学副学長（栄養学科教授）

北海道の農業試験場や豪州クイーンズランド大学などで豆類の品質、加工特性、健康機能性などについて、約30年にわたり研究。北海道立総合研究機構・農業研究本部・企画調整部長や道南農業試験場・場長、名寄市立大学・栄養学科・教授などを歴任。2024年4月より、農業生産者への支援と食の安定供給を通して「つくる人を幸せに、食べる人を笑顔に」するホクレン農業協同組合連合会で、豆類に関する技術支援を担当。
主な著書に、『小豆の力』（キクロス出版）、『最強のあずき力』（KK ロングセラーズ）、『あずき毒出しスープ』（河出書房新社）、『豆類の百科事典』（共同編著：朝倉書店）などがある。

---

## 「小豆の力」は なぜスゴイ？

2024年10月13日　初版発行

著者　加藤　淳

発行　株式会社 キクロス出版
〒112-0012 東京都文京区大塚 6-37-17-401
TEL.03-3945-4148 FAX.03-3945-4149

発売　株式会社 星雲社（共同出版社・流通責任出版社）
〒112-0005　東京都文京区水道1-3-30
TEL.03-3868-3275 FAX.03-3868-6588

印刷・製本　株式会社 厚徳社

プロデューサー　山口晴之　制作　厚徳社　デザイン　山家ハルミ



---

ISBN978-4-434-34931-7 C0077

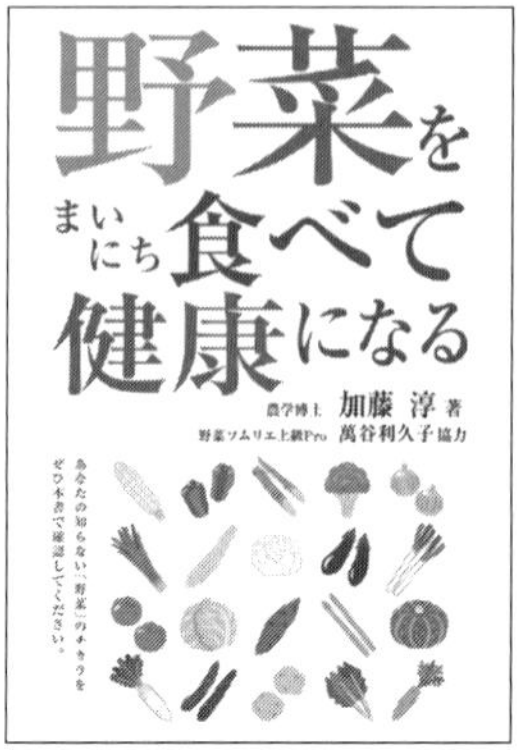


農学博士
加藤　淳 著
野菜ソムリエ上級Pro　萬谷 利久子 協力
四六判 並製・本文 192 頁／定価 1,320 円（税込）

「食育」とは、食を通して生きることを学ぶことです。毎日の食卓に上る身近な野菜が、誰によって育てられたものなのか、どのようにして栽培されたものなのか、環境問題も含めた食の背景を知り、その野菜を育てた自然に感謝し、食べることのできる喜びを感じられる心を育てること、このことが本来の食育につながるものと思われます。

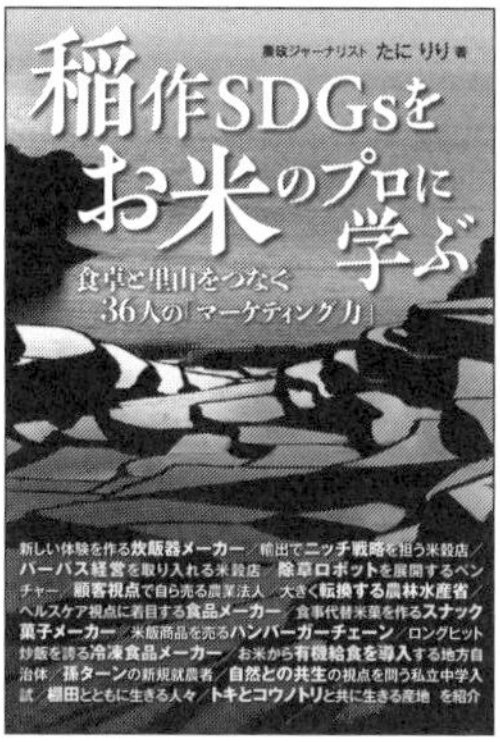


農政ジャーナリスト

**たに りり** 著

A5判 並製・本文 376 頁／定価 2,970 円（税込）

地球温暖化やコロナ禍、地政学的リスクなど不確実性の時代を生き抜くヒントは、「稲作とお米」にあった！お米のプロたちへの取材からみえてきたのは、食卓と里山をつなぐサステナブルな視点。そして、稲作二千年の歴史で日本人が培ってきた「日本型SDGs」から、日本の向かうべき方向が浮かび上がる。農家、ＪＡ、農水省・地方自治体、農業ベンチャー、米穀店などコメ・ビジネス、炊飯器メーカー・食品メーカーなどの企業、中学入試問題の出題者など、幅広い事例を収録。